健康中国
"我"行动
癌症防治
科普丛书

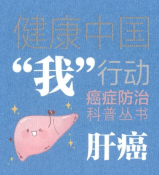

肝癌

健康中国行动推进委员会办公室　指　　导
中国抗癌协会　中国癌症基金会　组织编写
丛书主编　支修益　刘友良　赵　勇

健康中国

"我"行动

癌症防治
科普丛书

肝癌

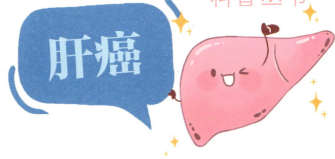

主　编
陈敏山

副主编
韦　玮　宗晓琳

编者（按姓氏笔画排序）

习　勉	吕　昂	李斌奎	何凤英	沈静娴
张国庆	张耀军	陆世旬	周　军	周仲国
郑　云	赵　明	徐　立	徐　靖	高　杰
高　峰	高立明	裴小青	翟文龙	潘扬勋

人民卫生出版社
·北京·

图书在版编目(CIP)数据

肝癌 / 陈敏山主编. -- 北京:人民卫生出版社,
2025. 6. --(健康中国"我"行动癌症防治科普丛书).
ISBN 978-7-117-38060-7

Ⅰ. R735. 7-49

中国国家版本馆 CIP 数据核字第 2025ER2829 号

人卫智网　www.ipmph.com　医学教育、学术、考试、健康,

购书智慧智能综合服务平台

人卫官网　www.pmph.com　人卫官方资讯发布平台

健康中国"我"行动癌症防治科普丛书
肝癌
Jiankang Zhongguo "Wo" Xingdong
Aizheng Fangzhi Kepu Congshu
Gan'ai

主　　编:陈敏山
出版发行:人民卫生出版社(中继线 010-59780011)
地　　址:北京市朝阳区潘家园南里 19 号
邮　　编:100021
E - mail:pmph @ pmph.com
购书热线:010-59787592　010-59787584　010-65264830
印　　刷:北京顶佳世纪印刷有限公司
经　　销:新华书店
开　　本:889×1194　1/32　　印张:4.5
字　　数:105 千字
版　　次:2025 年 6 月第 1 版
印　　次:2025 年 8 月第 1 次印刷
标准书号:ISBN 978-7-117-38060-7
定　　价:39.80 元

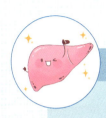

《健康中国"我"行动 癌症防治科普丛书》

>>> **编委会**

名誉主编

樊代明　郝希山　毛群安

丛书主编

支修益　刘友良　赵　勇

丛书编委（按姓氏拼音排序）

陈敏山　葛明华　顾　晋　郝继辉　季湘年　贾英杰
李　印　毛友生　宋亚波　田艳涛　吴　昊　吴小华
徐惠绵　杨志平　尧小兵　叶定伟　张　瑾　张兰军
郑向前　朱　骥

秘书处

王占英　仲维国　黄玉玲　岳晓敏

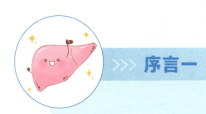

>>> **序言一**

　　癌症给国家、患者及其家庭带来了沉重的压力和负担，癌症防治已成为全球亟待解决的公共卫生问题。开展防癌抗癌的科学普及工作，让癌症防治知识进入千家万户，对增强公众防癌抗癌的信心具有重要意义。

　　凝聚社会力量，助力健康中国行动，以科普为抓手，以图书为媒介，加强全媒体传播，发挥医学专家的主力军作用，提高人民群众对癌症防治的认知，人人行动起来，将对防癌抗癌工作产生实际效果。

　　《健康中国"我"行动　癌症防治科普丛书》（以下简称《丛书》）出版发行，旨在响应健康中国号召，推进健康中国癌症防控行动。

　　《丛书》由健康中国行动推进委员会办公室指导，中国抗癌协会、中国癌症基金会组织临床一线专家编写，人民卫生出版社出版发行，具有科学性、权威性、指导性；内容从"防、筛、诊、治、康"5个方面，对核心知识点进行解读，图文并茂，通俗易懂，具有科普性和实用性。图书出版后，还将以图书为媒介进行线上、线下科普讲座及义诊活动，进行立体传播，具有广泛性和深入性。

期望《丛书》的顺利出版发行，对提升公众和癌症患者防癌抗癌的知识和能力有所帮助。感谢编写团队的辛勤耕耘，共同推进健康中国建设！

毛群安

2023年4月

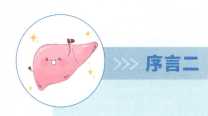

面对肿瘤，想必大多数人是恐惧的，并且会经常出现这样的想法——为何我的运气这么不好？为何患病的偏偏是我？

民众恐惧肿瘤由来已久，做好肿瘤防治科普工作对形成健康生活理念有重要意义。由于民众缺乏肿瘤防治科普知识，大多抱有侥幸心理，祈祷疾病不要降落己身，并出于无知和恐惧对医院望而却步，错过定期检查带来的及时诊断与治疗，这些现象的根源在于民众对肿瘤防治认识的不健全。

据国内、国外相关研究发现，30%的肿瘤能够通过健康科普宣传获得有效防控，对预防肿瘤发生、降低发病率和死亡率、提高病患生存质量具有重要作用。而对于恶性肿瘤患者，肿瘤防治科普工作则有着更为重要的现实意义。这类疾病不易根治，且患者易遭受较大的病痛折磨，甚至危及生命，通过尽早发现和及时治疗，才能避免因错过治疗时机而造成不可挽回的严重后果。

肿瘤防治，科普先行。科学严谨、紧跟前沿、知识准确、通俗易懂是民众对健康科普的需求。

随着医学水平的不断提升，我国肿瘤治疗工作已取得重大成效。肿瘤防治工作不仅需要医疗工作者的努力，民众对肿瘤的清晰认知和社会支持同样重要，可比肩于各种医学技术。通过肿瘤科普工作，可使民众不断提高防癌意识，提前知晓肿瘤发病诱因，从而打消顾虑，正确面对肿瘤类疾病。强调肿瘤防治工作在现实社会环境和医疗案例中的意义，能够更好地促进民众养成健康生活方式，及时参与早诊早治，降低肿瘤的发病率和死亡率。

"肿瘤科普"需要久久为功，肿瘤防治科普工作肩负着健康知识传播的重担。只有具备正确的防治意识，保持积极、主动的态度，保持良好的精神状态，努力配合医生诊治，及时采取早预防、早干预的措施，才是避免和延缓肿瘤发生的有效手段。

作为我国肿瘤学领域历史最久、规模最大、水平最高的国家一级协会，中国抗癌协会开展肿瘤科普工作已达三十余年，特别是最近五年，重点完成了"建大军、开大会、写大书、办大刊、立大规、开大讲"的工作，其间贡献了很多科普宣传的精品丛书。2022年，《中国肿瘤整合诊治指南（CACA）》的发布带来了重大反响，这是首部中国整合诊治指南，具有划时代的意义，不再"拿来主义"，独具中国特色。今年，《中国肿瘤整合诊治技术指南（CACA）》共60个分册相继出版，将继续改变中国目前肿瘤治疗格局，甚至影响到世界，以整合医学理念强调"MDT to HIM"，即组建多学科整合诊治团队，制订个体化整合诊治方案，并最终实现最优化的整合诊治效果。中国人要有自己的指南，"CACA指南"将与"NCCN指南""ESMO指南"形成三足鼎立，优势互补、并驾齐驱。

此次出版的《健康中国"我"行动 癌症防治科普丛书》以"CACA指南"为依据，围绕"防、筛、诊、治、康"5个方面进行编撰，丛书中各种肿瘤的相关知识点，可满足公众日益增长的科普需求，让肿瘤科普知识更广泛、更有效地传播。

本书凝聚了多位临床一线知名专家的智慧和心血，让公众对肿瘤有了全面的了解和正确的认知，识瘤、辨瘤，理性对待，不盲目恐慌，充分激发科普宣传的主动性和创造性，真正造福广大民众。认知是防控肿瘤的基础，通过本套丛书，能够帮助民众清晰认识自身的变化，掌握肿瘤防治的实用小知识，而不是陷于自怨自艾中。

在此感谢所有参与编写的专家、出版发行机构为增强民众防治肿瘤的信心作出的努力，为国家的健康事业作出的贡献！

中国抗癌协会理事长　樊代明

2023 年 4 月

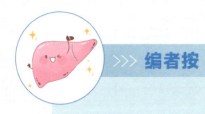

>>> 编者按

　　《健康中国"我"行动　癌症防治科普丛书》（以下简称"《丛书》"）就要和公众见面了！

　　《丛书》积极响应健康中国战略号召，把癌症防治科普图书的出版与相关知识的传播纳入健康中国行动中来。旨在提高全民健康素养，让公众科学防癌、科学治癌，以书为媒，真正让癌症防治知识走进千家万户。

　　《丛书》由健康中国行动推进委员会办公室指导，具有权威性；中国抗癌协会组织专家编写，保证科学性；中国癌症基金会搭建传播平台体现公益性；内容以癌症防治科普核心知识点解读为主，具有实用性；版面设计图文并茂、通俗易懂，视频增值服务可进行延伸阅读。让百姓能够看得懂、学得会、用得上、离不开。

　　《丛书》的编创、出版、传播是一项系统性工程。以图书为媒介,融合新媒体形式,线上、线下立体传播。《丛书》编委会还将组建专家巡讲团,深入医院、社区、乡镇进行宣讲义诊,送医、赠书、送健康。

癌症防控,人人有责!

期望广大医务工作者及爱心人士指导参与,让我们共同行动起来!

《丛书》编委会

支修益　刘友良　赵　勇

2023 年 4 月

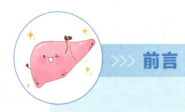

　　肝癌是目前我国排名第五位的常见恶性肿瘤及排名第二位的肿瘤致死病因，严重威胁着人们的健康。世界卫生组织 2022 年最新数据显示，全球肝癌新发病例为 87 万例，其中我国约占 45%。不同于西方国家，我国肝癌患者多数存在乙型肝炎病毒感染和由此引起的肝硬化，且大多数患者在诊断时已属中晚期，病情复杂，预后差。目前，我国肝癌患者五年总体生存率不足 14%。显然，肝癌给我国肿瘤防治工作及人民生命安全带来了很大挑战。《"健康中国 2030"规划纲要》中明确提出，要提高恶性肿瘤治疗的五年生存率，科学防控肝癌，提倡早筛早诊是我国肝癌防控的关键。

　　近年来，肝癌的外科治疗、介入治疗、药物治疗、放射治疗等均取得了显著进步，但肝癌的总体治疗效果仍然较差，总体五年生存率位列恶性肿瘤的后三位。主要原因是早诊早治工作落后，70%肝癌就诊时已经处于中晚期，失去手术切除机会，从而导致整体治疗效果不佳。因此，让公众了解肝癌防控知识，积极推动肝癌高危人群的定期复查和正常人群的健康体检，真正落实早诊早治工作，努力提高肝癌早诊早治比率，是提高肝癌整体治疗效果的重要途径。

该书编者均为来自国家级肿瘤防治中心临床一线的肝癌专家，他们拥有丰富的临床诊疗经验及科普宣教能力。该书按照"防、筛、诊、治、康"五个方面，结合临床工作中肝癌患者关心、困扰的问题进行科普宣传；并就目前肝癌诊疗中的新方法、新药物、新检测手段进行详尽解答。希望广大读者通过阅读本书了解肝癌、正确对待肝癌，减轻疑虑、科学就医。

陈敏山

2025 年 6 月

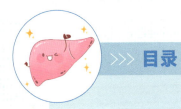

>>> 目录

**认识
我们的肝脏**

**肝癌的病因
与预防**

肝癌的治疗

认识
我们的肝脏

扫码看视频
获取更多知识

肝脏到底是一个什么器官,在我们人体的什么地方? 它的大小形态又是怎么样的呢?

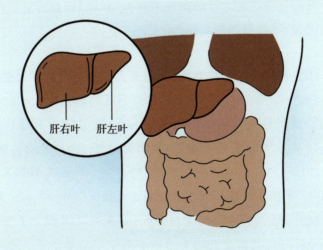

肝右叶　　肝左叶

相信很多人听过肝脏,但对于它并没有什么具体的认识。下面请跟我们一起了解肝脏的形态、结构和位置,真正认识这个久闻大名的器官。

> **肝脏是人体重要的消化器官，
> 担负机体的多种功能**

 肝脏的解剖

肝脏是人体内最大的腺体，也是人体内最大的实质性器官。肝脏的重量占自身体重的 1/50 ～ 1/40，其长×宽×厚约为 25 厘米×15 厘米×6 厘米。肝脏的血液供应十分丰富，因此活体的肝脏常呈棕红色。肝脏质地柔软，比较脆弱，容易受到外力冲击而破裂，导致腹腔内大出血。

肝脏大部分位于右上腹，其前面大部分被肋骨所遮盖，仅有小部分位于剑突之下。其形态是不规则的楔形，分为膈面与脏面。膈面是指与横膈相接触的一面，在膈面上有镰状韧带，肝脏以此为界分成两大部分：小而薄的肝左叶（大约占整个肝脏的 30%）和大而厚的肝右叶（大约占整个肝脏的 70%）。进一步细分，肝脏可以再分为 5 个叶和 8 个段。其中，第 1 段是肝脏的尾状叶，第 2、3、4 段位于左半肝，第 5、6、7、8 段位于右半肝。这些分叶分段是根据肝内管道的解剖分布来划分的。脏面则与胆囊、胃、右肾等腹腔脏器相邻。

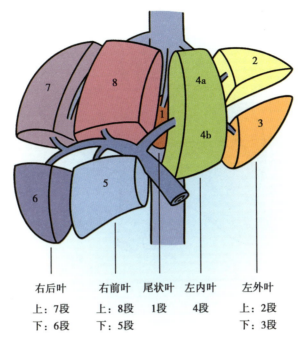

右后叶	右前叶	尾状叶	左内叶	左外叶
上：7段	上：8段	1段	4段	上：2段
下：6段	下：5段			下：3段

五叶八段法观肝脏

　　肝脏有着非常丰富的血液供应，它有着肝动脉和门静脉双重血供来源，进入肝脏的血液20%～25%来自肝动脉，75%～80%来自门静脉。成年人的肝脏每分钟血流量为1500～2000毫升，足可见肝脏血供之丰富。正是因为这个原因，肝脏手术的术中失血和术后出血的风险都是较大的。对于肝癌来说，其血供绝大部分来自肝动脉，正因如此，医生可以通过介入手段栓塞肝动脉的分支，从而使肝癌失去血液供应而发生坏死，进而缩小，但正常的肝组织并不会受到明显影响。这正是肝动脉插管化疗栓塞术（transcatheter arterial chemoembolization，TACE）的解剖学原理。

作为最大的实质性器官,肝脏到底有哪些功能?

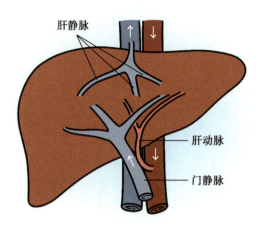

肝脏的血液供应

💬 肝脏的功能

肝脏在人体的代谢、胆汁生成、解毒、凝血、免疫及调节水、电解质平衡中都起到了非常重要的作用,是维持人体生命活动不可或缺的器官。

1.分泌胆汁 肝脏中的肝细胞能不断地生成胆汁酸和分泌胆汁,胆汁有助于脂肪在人体的消化和吸收。肝脏每天可生成800~1000毫升的胆汁,经胆管输送到胆囊储存或排泄。如果胆汁生成减少,容易导致一些脂溶性维生素吸收不良。

当出现皮肤或巩膜黄染、尿色持续呈深黄色等症状时，可能暗示肝脏或胆道存在疾病，此时应及时就医检查。

2. 物质代谢　肝脏的主要功能之一就是进行三大营养物质的代谢，包括糖的分解和糖原的合成、蛋白质及脂肪的分解与合成，以及维生素及激素的代谢等。肝脏内十分活跃的各种代谢活动与其所含有的丰富的酶类有关。

3. 解毒功能　肝脏是人体主要的解毒器官。在物质代谢过程中，血液中的有害物质将经过门静脉回流至肝内被解毒和清除，转化为毒性更弱或溶解度更大的物质，随着胆汁和尿液排出体外，从而保护人体免受毒害。

4. 免疫功能　肝脏是人体内库普弗细胞（网状内皮系统组成部分）分布最密集的器官，通过清除肠道吸收的病原体与毒素，为肠道免疫屏障提供系统性免疫支持。肝脏中的单核巨噬细胞可吞噬来自肠道的抗原物质，从而刺激人体产生免疫反应，发挥免疫功能。

5.其他功能　除了上述功能外,肝脏还有很多重要的功能。人体内多种凝血因子合成的主要场所就是肝脏,因此当肝功能受损引起凝血因子缺乏时,可能会增加出血风险以及出血后更难止血。肝脏在机体热量的产生以及水电解质平衡等方面也发挥着重要的作用。

肝癌的定义和分类

肝癌是什么?它是如何分类的?

在对肝脏有了基本的认识后,我们就来聊聊令人闻之色变的肝癌,了解一下它的概念、分类以及发病特点。

肝癌的定义及流行病学特点

原发性肝癌,简称或俗称"肝癌",是指起源于肝细胞和肝内胆管上皮细胞的恶性肿瘤。从其他器官组织发生的癌症转移到肝脏,则不属于"原发性肝癌",称之为"继发性肝癌"或者"肝转移癌"。

在世界范围内,所有肿瘤中,肝癌发病率位居第六,死亡率位居第三,仅次于肺癌和结直肠癌。我国是肝病大国,在所有癌症中,肝癌的发病率位居第五位,死亡率位居第二位,仅次于肺癌。

肝癌的发生有明显的地区性分布特点,以东亚、东南亚、非洲南部及西部的发病率较高,欧洲南部的意大利、希腊、西班牙和中东欧地区发病率居中,欧美、大洋洲等地区的发病率较低。作为肝癌高发区的我国,肝癌的发病率分布同样有着一定的特点。总的来说,沿海高于内陆,东南沿海江河海口或岛屿又高于沿海其他地区。高发地区气候具有温暖、潮湿、多雨等特点。江苏、上海、福建、广东等东南沿海各省(市)为肝癌的高发区。

肝癌多发生于中老年男性人群。

肝癌的分类

原发性肝癌分为肝细胞癌(hepatocellular carcinoma,HCC)、肝内胆管细胞癌(intrahepatic cholangiocarcinoma,ICC)和混合细胞癌(combined hepatocellular-cholangiocarcinoma)三种不同病理学类型。

HCC 是指肝细胞发生的恶性肿瘤,占原发性肝癌的75% ～ 85%。ICC 是指肝内胆管衬覆上皮细胞和胆管旁腺发生的恶性肿瘤,以腺癌最为多见,占 10% ～ 15%。混合细胞癌是指在同一个肿瘤结节内同时出现 HCC 和 ICC 两种组织成分。

三者在发病机制、生物学行为、病理组织学、治疗方法以及预后等方面差异较大，其中ICC以及混合细胞癌的患者预后比较差。

医生提示

当患者肝脏影像学特征及血液化验结果倾向于ICC或混合细胞癌时，临床上常需要与转移性肝癌进行鉴别诊断。此时，医生会继续进行相关检查（如PET/CT、肝穿刺活检）以排除转移性肝癌，请患者及家属理解。

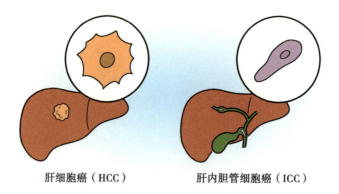

肝细胞癌（HCC）　　　　　肝内胆管细胞癌（ICC）

肝细胞癌与肝内胆管细胞癌

癌症的分期对于临床疗效的评估、治疗方案的选择至关重要，肝癌同样如此。

针对肝癌的分期，国外有多种方案，我国结合具体国情以及多年的实践经验，建立了中国肝癌临床分期方案（CNLC分期），不同的分期往往对应不同的治疗方案以及治疗效果。总体而言，在肝癌早期，治疗方案通常以根治性治疗为首选，比如肝移植、手术切除、微波消融。对于中晚期肝癌，治疗方案更加多元化和个体化，通常不会以根治性治疗为首选方案，而多选用血管介入、靶向免疫等治疗，后续再根据前期治疗效果决定下一步治疗方案。

到了肝癌的终末期，患者肝功能或一般情况很差，很难耐受针对癌症的治疗，此时医生往往只能提供对症支持治疗。

中国肝癌临床分期（CNLC）

CNLC	最早期Ⅰa期	早期Ⅰb期		中期 Ⅱa期-Ⅱb期	晚期 Ⅲa期-Ⅲb期	终末期Ⅳ期
肿瘤大小 及数量	≤5cm 单个肿瘤	>5cm 单个肿瘤	>5cm <3个肿瘤	>3cm ≥4个肿瘤	多个肿瘤	多个肿瘤
肝外转移	—	—		—	血管侵犯或 肝外扩散	不可接受 肝移植的HCC
全身状况 PS评分	0	0		0	1~2	3~4
肝功评级	A	A~B				C

肝癌的早期症状往往不典型甚至没有症状,因此,当患者出现相应症状时再去就诊,疾病往往已经处于中晚期。为了更好地保障生命健康,我们建议首先要做好肝癌的预防工作,远离肝癌的相关危险因素;其次要做好定期体检,以便在肝癌早期就能及时发现并实施有效治疗。

肝癌的病因与预防

扫码看视频
获取更多知识

相信大家对肝脏以及肝癌有了初步的认识,那么为什么会得肝癌? 肝癌的诱发因素有什么? 我们又该怎么做好防护呢?

　　肝癌的预防分为三种,即一级预防、二级预防和三级预防。一级预防指的是避免或者尽量少接触已知的致癌物和危险因素。二级预防也叫作"三早预防",指的是早期发现、早期诊断、早期治疗,也就是定期去医院检查身体,进而做到在肝癌早期就及时做出诊断,从而进行早期治疗,以取得最大疗效。三级预防指的是对已确诊的肝癌患者采取最佳的治疗措施,以最大程度地提高疗效、改善预后。在此我们重点讨论一级预防,也就是从诱发肝癌的危险因素入手,从源头预防肝癌。

　　目前,肝癌的病因尚未完全清楚,普遍认为肝癌的发生是一个多阶段、多因素共同作用的复杂过程,并经过一系列变化,涉及多个相关基因的参与。根据现有资料,肝炎病毒、黄曲霉毒素、酗酒等是肝癌发生的主要相关影响因素。因此,为了做好肝癌的预防工作,我们应该尽量避免或者少接触这些已知的致癌物或者危险因素,以达到肝癌一级预防的效果。

乙型肝炎病毒感染是我国
肝癌发生的头号病因

　　肝炎病毒，尤其是乙型肝炎病毒（hepatitis B virus，HBV），与肝癌的发生有着密切的关系。HBV与肝癌流行的全球地理分布接近，HBV高发流行区同样是肝癌的高发区，如非洲、东南亚（中国、日本）等国家是HBV的中、高发感染区，但欧美的一些国家为低HBV感染国家。另外，HBV感染率与肝癌死亡率呈正相关，可以理解为HBV感染率越高的地区，因肝癌而死亡的人数就越多。肝癌患者HBV血清阳性率明显高于正常人群，其乙型肝炎表面抗原（HBsAg）阳性率达90％以上。这些事实都提示我们乙型肝炎病毒感染与肝癌发生密切相关。

　　丙型肝炎病毒（hepatitis C virus，HCV）感染与肝癌的发生也有着密切的关系。但是相较于HBV而言，HCV不是我国肝癌发生的主要病因，HBV感染才是我国肝癌发生的头号病因。正因如此，孩子从小就要按照国家免疫规划积极接种乙肝疫苗，长大后如果乙肝抗体不足，也应该及时补种成人乙肝疫苗，从而显著降低患上肝炎甚至肝癌的概率。

我国是肝病大国，乙型肝炎病毒感染是我国肝癌发生的头号病因。

乙型肝炎病毒的传播途径：血液传播（如输血、使用血液制品，经破损的皮肤或黏膜感染，不安全注射、文身、共用牙刷等）；性接触传播（与乙型肝炎病毒阳性者发生无防护的性接触，特别是有多个性伴侣者）；垂直传播（围产期分娩时传播）。

乙肝疫苗是最佳的防护手段，乙肝抗体水平低（抗-HBs<10mIU/mL）的人要积极接种疫苗。乙型肝炎患者一定要到肝病专科咨询，并按照肝癌高危人群的筛查规范定期进行体检。

肝炎、肝硬化是肝癌发生的主要原因

肝炎病毒通过引起急、慢性肝炎，导致肝细胞坏死、再生以及纤维化，并最终导致肝硬化。在此基础上，如果有其他促癌因素的协同作用，就很可能导致肝癌的发生。

临床上常能见到肝癌患者经历肝炎→肝硬化→肝癌的发病过程，这也被称为肝癌的"三部曲"。当然也会有部分患者并没有经历肝硬化直接发展为肝癌。总而言之，由肝炎逐步进展为肝硬化的过程是肝癌发生的重要环节。因此，在确诊为肝炎之后，我们一定要在心里敲响警钟，及时到医院就诊，听从医嘱，将肝炎控制住，避免走上"三部曲"的道路，最终发展成肝癌。

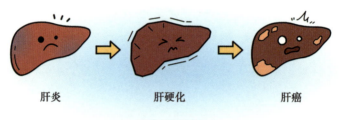

肝癌"三部曲"

医生提示

肝炎发展成肝硬化，最终发展成肝癌，这是一个逐步进展的过程。及时就医，采取有效的措施遏制肝炎的进展，不仅能够保护我们的肝脏，使其正常发挥其重要功能，而且能够降低患上肝癌的概率。

因此，重视肝炎的及时诊治，也是肝癌预防工作的重要环节！

" 黄曲霉毒素和饮用水 污染可诱发肝癌 "

  自发现黄曲霉毒素以来,科学家已证实黄曲霉毒素可诱发动物的肝癌,其中黄曲霉毒素 B_1 被认为是最强的致癌物质。我国相关调查也说明肝癌高发于温暖潮湿的地区,尤其是食用玉米、花生多的地区,在这些地区,玉米、花生等谷物容易发霉而产生黄曲霉毒素,这些都间接说明黄曲霉毒素是肝癌的病因之一。尽管黄曲霉毒素是否直接导致人体发生肝癌尚有待探讨,但为了身体健康,我们应该尽量避免食用发霉的玉米、花生等谷物类食品。

  除了黄曲霉毒素外,饮用水的污染与肝癌的发生也有着密切的关系。有调查发现,饮用宅沟水、池塘水者,其肝癌的死亡率明显高于饮用井水者。经过饮用水改造净化后,居民肝癌的发病率有下降趋势。这可能是因为部分水质中富含某些致癌物质,比如一些化学污染物或者藻类植物产生的毒素等。这也提醒我们平时要注意饮用水安全,尽量不喝未经科学处理的自然水源。

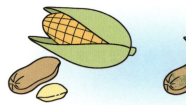

正常的花生、玉米　　　被黄曲霉毒素污染的花生、玉米

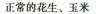

医生提示

　　保持卫生健康的饮食习惯同样是预防肝癌的重要步骤。不吃发霉的谷物和坚果，不喝未经科学处理的水，注意日常生活中的饮食健康，有助于预防肝癌。

" **酗酒在肝癌发生发展中
起着重要的作用** "

　　酗酒在非病毒感染的肝癌患者中起着重要的作用。

　　研究发现，每天饮酒折合成酒精大于 80 克且持续时间超过 10 年者，肝癌发生的危险性可增加 5 倍。饮酒导致肝癌的具体机制仍不是十分明确，可能与酒精在人体内的代谢产物——乙醛等引起肝细胞损伤有关。不论其具体机制如何，为了我们的身体健康，还是要尽量做到滴酒不沾。

长期饮酒的人群易患上酒精性肝病（alcoholic liver disease，ALD），包括酒精性肝炎、酒精性脂肪肝、酒精性肝纤维化等，这些肝病都有进一步发展为肝癌的可能。如果在有其他肝癌危险因素的情况下，如家族中有肝癌患者、自身是乙型肝炎患者等，还存在长期大量饮酒的行为，那么患肝癌的可能性会大大增加。

家族遗传亦是肝癌的危险因素

调查发现，肝癌患者较多出现家族肿瘤病史，并常见一个家庭中发生几例肝癌患者的聚集现象。肝炎病毒的交叉感染、遗传易感性、相似的生活环境以及生活方式等都有可能是导致这一现象的重要原因。

不可否认，遗传因素在肝癌的发生中起着一定作用，这提醒我们如果亲缘关系较近的亲属有肝癌病史，那么就要提高警惕，远离危险因素，定期去医院体检，做到早发现、早诊断、早治疗。

其他如营养不良、化学污染物、性激素、肝吸虫、微量元素缺乏、吸烟等都可能与肝癌的发病有关。

家族中亲属有肝癌病史可以作为肝脏健康的"警报器"，因为这可能意味着其患上肝癌的可能性比一般人群高。但应该客观看待这个科学事实，不要因为家族中有患肝癌的亲属，就整天提心吊胆，杞人忧天，也不要因为家族中没有患肝癌的亲属，就放松警惕，认为自己绝对不会患肝癌。通过本书的介绍，对肝癌形成科学客观的认识，认真做好肝癌的预防工作才是保障肝脏健康的关键！

如果没有肝炎，平时注意饮食干净卫生，不吸烟、不饮酒，家族中也没有肝癌的病史，是不是就不会患上肝癌呢？

并不是，上述情况确确实实能将肝癌的发生率大大降低，但并不是零概率！正如前文所讲，肝癌的病因仍不明确，其发生也是一个非常复杂的过程。因此，即使远离了上述危险因素，还是不能完全做到高枕无忧。

每年的健康体检非常重要。

肝癌的筛查

扫码看视频
获取更多知识

　　肝癌,尤其是肝细胞癌是全球范围内导致死亡的主要恶性肿瘤之一。由于其早期症状不明显,肝癌患者通常在确诊时已处于疾病晚期。因此,对于高危人群来说,定期筛查至关重要。每半年进行一次肝癌筛查,是早期发现和治疗肝癌的关键手段,能够显著提高患者的生存率和生活质量。

"

对肝癌高危人群必须每半年
进行一次肝癌筛查

"

💬 什么是肝癌高危人群

　　肝癌的高危人群是指由于特定风险因素而显著增加肝癌患病概率的人群。主要包括以下几类。

> 　　1.慢性乙型肝炎病毒感染者　HBV 感染者由于长期肝脏炎症和损伤,发展为肝硬化的风险较高,而肝硬化是肝癌的主要前驱病变。
>
> 　　2.慢性丙型肝炎病毒感染者　HCV 感染同样是肝癌的重要危险因素。与 HBV 类似,慢性 HCV 感染也会导致肝脏的持续性损伤和肝硬化,从而增加肝癌的发生率。
>
> 　　3.肝硬化患者　　无论由何种原因引起,肝硬化患者都是肝癌的高危人群。肝脏在经历了长期的纤维化和硬化过程后,更容易发生癌变。
>
> 　　4.有肝癌家族史者　肝癌家族史可显著增加个体患肝癌的风险。遗传因素和共同的环境因素可能在这一过程中共同发挥作用。

5. 长期酗酒者和非酒精性脂肪肝患者　长期大量饮酒会导致酒精性肝病，非酒精性脂肪肝则常与代谢综合征相关，两者均可通过发展为肝硬化而增加肝癌的发生风险。

💬 每半年筛查的重要性

对于上述高危人群，每半年进行一次肝癌筛查是必不可少的。定期筛查的目的是在肝癌仍处于早期阶段时发现病变，从而通过及时治疗提高患者的生存率。筛查项目主要包括以下两项。

1. 超声检查　腹部超声是一种无创、经济且高效的初筛工具。它能够检测到肝脏内的肿块或结节，是早期发现肝癌的重要手段。超声检查操作简便，无须特殊准备，因此特别适合用于定期筛查。

2. 甲胎蛋白检测　甲胎蛋白（alpha fetoprotein，AFP）是肝细胞癌的标志物之一。在高危人群中，如果 AFP 水平持续升高，且伴随超声发现异常，则高度提示肝细胞癌的可能。AFP 检测与超声联合使用，可显著提高肝癌的早期诊断率。

为了有效实施筛查,高危人群应与医疗机构建立长期联系,遵循医生的建议,按时进行筛查。筛查不仅能够帮助早期发现肝癌,还可以监测肝脏其他疾病的发展,从而及时采取干预措施。每次筛查结果应仔细记录,并与以往结果进行比较,以便及时发现任何异常变化。

医生提示

对肝癌高危人群来说,每半年进行一次肝癌筛查是维护健康的关键举措。通过定期的超声检查和AFP检测,能够在肝癌的早期阶段发现病变,并及时采取治疗措施,从而显著降低死亡风险。坚持进行筛查,不仅是对自身健康负责,更是提高生活质量的重要保障。

**健康人群也应该每年进行
肝脏相关的健康检查**

虽然肝癌的高危人群需要频繁进行筛查,但健康人群也不应忽视对肝脏的监测。肝脏作为人体最大的代谢器官,负责多种关键功能，包括解毒、代谢、储存营养物质、胆汁生成和凝血等。由于肝脏疾病早期通常没有明显症状，定期进行肝脏健康检查可以帮助早期发现潜在问题，从而有效预防严重肝脏疾病（甚至是肝癌）的发展。

 肝脏健康检查的重要性

肝脏疾病，尤其是肝癌，在早期往往没有显著症状，这使许多人在病情发展至晚期时才被确诊。通过定期的肝脏健康检查，可以及早发现肝脏功能异常，如肝炎、脂肪肝、肝硬化和肝胆结石等，从而采取必要的预防或治疗措施，避免病情进一步恶化。

1. 早期发现肝脏疾病　定期健康检查能够检测肝功能异常或结构性改变，如非酒精性脂肪肝、酒精性肝病或轻度肝硬化。这些疾病如果不加以控制，可能会逐渐发展为肝癌。

2. 预防肝癌的发生　虽然普通人群患肝癌的风险相对较低，但一些生活方式和环境因素，如长期酗酒、不健康饮食、肥胖等，也会增加肝癌的发生风险。定期的肝脏健康检查可以监测这些风险因素，并在必要时采取干预措施，从而降低肝癌的发生率。

肝脏健康检查的内容

健康人群的肝脏检查通常包括以下几项重要内容。

1.血液检查　通过血液检查,可以评估肝脏功能,如检测氨基转移酶(如谷丙转氨酶、谷草转氨酶)、胆红素、白蛋白等指标。异常的肝功能指标可能提示肝脏炎症、损伤或其他潜在问题。

2.影像学检查　腹部超声是肝脏健康检查中常用的初步影像学手段,能够发现肝脏内的结构性变化,如肝脂肪变性、结节或肿块。必要时,还可以进行更精确的影像学检查,如 CT 或 MRI,以详细评估肝脏的健康状况。

3.甲胎蛋白检测　虽然 AFP 检测主要用于肝癌高危人群的筛查,但在健康人群中,AFP 的定期监测也有助于早期发现异常。特别是对于有肝癌家族史或已经发现轻度肝功能异常的个体,AFP 检测可以提供重要的诊断线索。

年度健康检查的实施

健康人群应将肝脏检查纳入年度体检计划。医生会根据个人的健康状况、家族病史以及生活习惯,建议是否需要进行更详细的肝脏检查。通过养成定期检查的习惯,能够及早发现肝脏问题,并及时采取相应的预防和治疗措施。

尽管健康人群的肝癌风险相对较低,但每年进行肝脏相关的健康检查仍然是维护整体健康的重要措施。定期检查不仅有助于早期发现和管理肝脏疾病,还可以有效预防肝癌的发生。通过关注肝脏健康,及时发现并解决潜在问题,可以显著提高生活质量,并降低未来患严重肝脏疾病的风险。

超声联合甲胎蛋白是肝癌早期诊断的重要方法

肝癌的早期诊断对提高患者的治愈率和延长生存期至关重要。然而,由于肝癌早期通常缺乏特异性的临床症状,许多患者在确诊时已处于疾病晚期。因此,建立有效的早期筛查和诊断方法,对于肝癌的防治尤为关键。在现有的诊断手段中,超声检查联合甲胎蛋白(AFP)检测被认为是肝癌早期诊断的重要方法。

超声检查:无创且有效的初筛手段

超声检查是一种无创、便捷且经济的影像学检查方法,被广泛应用于肝脏疾病的筛查和诊断。通过超声波在肝脏组织中的反射,超声检查能够清晰显示肝脏的结构,帮助医生识别肝脏内的异常病变。

　　1.发现肝脏内的占位性病变　超声检查能够有效发现肝脏内的肿块、结节和其他结构性异常。特别是在高危人群中,定期的超声检查有助于早期识别潜在的肝癌病变,从而提高早期治疗的成功率。

　　2.实时动态监测　超声检查不仅可以提供肝脏的静态图像,还能够通过多普勒超声评估肝脏内血流情况,帮助医生进一步评估病变的血供特征,从而初步判断肿瘤的良恶性。

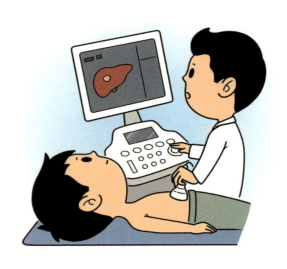

甲胎蛋白：肝细胞癌的重要肿瘤标志物

甲胎蛋白（AFP）是由胎儿期肝细胞及卵黄囊细胞分泌的糖蛋白。在生理状态下，健康成人血清 AFP 浓度通常维持于极低水平（＜20ng/mL）。当肝细胞发生恶性转化时，AFP 基因表达显著上调，导致血清浓度呈进行性升高。这种肿瘤特异性表达特征使其成为肝细胞癌（HCC）早期筛查、疗效评估及复发监测的关键血清学标志物，具有重要的临床应用价值。

1. 甲胎蛋白的特异度与敏感度 AFP 检测在肝细胞癌的早期诊断中具有较高的特异度。在肝癌高危人群中，如果 AFP 水平持续升高，且结合超声检查发现异常，通常可以高度怀疑肝细胞癌的存在。

2. 甲胎蛋白联合超声检查的优势 单独的 AFP 检测可能会受到其他因素的干扰，如急性肝炎或妊娠。然而，当 AFP 检测与超声检查联合使用时，两者能够互为补充，显著提高了肝癌早期诊断的准确性。尤其是在 AFP 水平未明显升高的情况下，超声检查仍能发现早期的小肝癌。

早期诊断的重要性

肝癌早期诊断的成功与否直接影响患者的预后。通过超声和 AFP 的联合筛查，可以在肝癌尚未扩散、仍处于局限性阶段时发现病变,从而使患者有机会接受根治性治疗,如手术切除或局部消融治疗。这不仅能够显著提高患者的生存率,还能改善其生活质量。

医生提示

　　超声检查联合甲胎蛋白检测是目前肝癌早期诊断中最重要和最有效的组合方法。通过这两种手段的联合使用,可以显著提高肝癌的早期发现率,为患者争取到宝贵的治疗时间,从而提高整体治愈率。定期的超声与 AFP 筛查,尤其是针对高危人群,有助于实现肝癌的早期诊断,进而有效减少疾病的发生和发展。

肝癌的诊断

　　肝癌的筛查能够帮助我们在早期发现肝癌的蛛丝马迹，为患者的治疗争取宝贵治疗窗口期，从而显著改善预后。因此，针对高危人群实施系统化筛查策略具有尤为重要的临床价值。在筛查之后如何将肝癌患者快速高效地甄别出来则有赖于系统的诊断方法和手段。

> ## 影像学检查是诊断肝癌的最重要方法

影像学检查在肝癌的诊断过程中发挥着至关重要的作用。通过影像学技术，医生能够精确评估肝脏内肿瘤的位置、大小、形态及其与周围组织的关系，为临床治疗决策提供关键依据。影像学检查不仅在肝癌的初步诊断中不可或缺，还在疾病分期、治疗计划制订以及疗效评估中发挥着重要作用。

 常用的影像学检查方法

1. 超声检查　超声是肝癌筛查中最常用的初步影像学工具。由于其无创、经济且易于操作的特点，广泛应用于肝癌高危人群的定期筛查中。超声能够识别肝脏内的占位性病变，如肿块或结节，帮助医生及早发现可能的肝癌。

2. 计算机断层成像（computed tomography，CT）　CT扫描是肝癌诊断中常用的影像学手段之一，尤其是在肿瘤的精确定位和评估方面具有显著优势。CT增强扫描能够通过对比剂的使用，清晰显示肿瘤的血供特征和与周围组织的关系。典型的肝细胞癌在CT增强扫描中表现为动脉期显著增强，而在门静脉期和延迟期则迅速消退，呈现"快进快出"的特点。

3. 磁共振成像(magnetic resonance imaging, MRI)
MRI 是一种高分辨率的影像学检查方法,尤其适用于肝脏组织结构的详细评估。与 CT 相比, MRI 对肿瘤的分辨率更高,能够更清晰地显示肿瘤的内部结构、坏死情况和血供特征。对于小肝癌或位置复杂的肿瘤, MRI 是极为重要的诊断工具。

4. 正电子发射计算机体层显像仪(positron emission computed tomography, PET/CT) PET/CT 是一种功能与解剖影像学相结合的先进技术,通过放射性示踪剂的代谢活动检测肿瘤的代谢活性,结合 CT 的解剖结构图像,能够全面评估肝癌的分期和全身转移情况。

💬 影像学检查的临床应用

1. 肝癌的早期发现 影像学检查能够在肝癌早期、尚未出现明显临床症状时检测到肝脏内的微小病变,特别是在高危人群中,通过定期的影像学筛查,可以及早发现并治疗肝癌,提高治愈率。

2. 疾病分期和预后评估 影像学检查在肝癌的分期中具有不可替代的作用。通过综合评估肿瘤的大小、数量、血管侵犯情况以及是否存在肝外转移等,医生可以准确地确定肝癌的临床分期,从而预测患者的预后并制订个性化的治疗方案。

3. 治疗方案的制订与监测　在手术治疗、放疗、化疗等治疗方式的选择和实施过程中,影像学检查提供了关键的信息。术前影像学评估可以帮助确定手术切除范围,术后影像学监测则有助于评估治疗效果以及早期发现复发。

影像学检查的综合应用

在肝癌的诊断和管理过程中,通常需要多种影像学检查手段的综合应用。单一的检查方法往往难以全面准确地评估肝癌的情况,因此,通过结合超声、CT、MRI 和 PET/CT 等多种影像学技术,医生可以更全面地了解肿瘤的特征和分布,从而为制订最佳治疗方案提供充分依据。

医生提示

影像学检查是肝癌诊断中最重要的工具。通过超声、CT、MRI 和 PET/CT 等多种检查手段的综合应用,医生能够准确评估肝脏肿瘤的性质、范围和扩散情况,从而为患者制订最合适的治疗方案。影像学检查不仅有助于肝癌的早期发现和诊断,还在疾病的分期、治疗效果评估和复发监测中发挥着至关重要的作用。

超声技术在肝癌筛查、诊断和介入消融治疗中起着重要的作用

肝癌早期症状往往不明显，许多患者在察觉到症状并前往医院就诊时，病情已经发展至中晚期，从而错失了最佳的治疗时机。因此，早期筛查和准确诊断对于肝癌的防治具有至关重要的意义。在这一过程中，超声技术凭借其独特的优势，成为肝癌筛查、诊断及治疗中不可或缺的重要工具。

超声筛查：肝癌早期发现的重要工具

肝脏超声检查，是通过超声探头向肝脏发射高频声波（即超声波），并接收其产生的回波信号，利用组织回声强度或频率的变化所获得人体组织和器官的结构和功能信息。这些回声信号经过计算机处理后，能够形成清晰的肝脏图像，实现检查的目的。

由于超声检查操作简单，实时性、无创以及无放射性辐射等诸多优点，已成为临床上最常用的肝脏影像学检查方法。通过超声扫查，获得肝脏多个切面的图像，医生能够实时观察到肝脏的多个断面，从而早期发现肝脏上的病灶，并根据各个切面的标志来确定病变所在的位置和进行病灶的定位。

以下人群属于肝癌高危人群：①慢性乙型肝炎或丙型肝炎患者；②酒精性肝病或长期酗酒者；③非酒精性脂肪性肝炎者；④血吸虫感染者；⑤糖尿病、肥胖、药物性肝损伤者。针对男性40岁以上，女性50岁以上的肝癌高危人群，应当进行肝癌的早期筛查和定期监测。

常规的B型超声能早期检测出肝内占位病变，并予以物理性质的判断。在高危人群中，超声联合血清AFP检测是肝癌筛查和监测最重要、最经济有效的手段。对高危人群的筛查，建议每6个月进行一次肝脏超声和血清AFP等肿瘤标志物的检查。

💬 精准诊断：肝癌诊断中的超声技术

超声技术不仅能帮助筛查肝癌，还在诊断过程中发挥着重要作用。一旦筛查发现肝脏存在病灶，还可以通过联合应用多种超声技术对病灶进行评估，实现精确诊断。目前，临床上常用的超声诊断技术包括以下几种。

1.二维B型超声　通过B型超声成像技术，医生可以观察肝脏的结构，全面扫查肝脏，详细了解肝脏内的病变情况，分析病灶的大小、形状、位置以及与周围组织的关系，观察门静脉、肝静脉以及肝内胆管侵犯情况，同时可扫查腹腔内其他脏器是否有转移灶，从而对肝癌进行分期。

2.彩色多普勒超声　即通常所说的"彩超",可以观察病灶血供状况,辅助判断病灶良恶性,并显示病灶与肝内重要血管的毗邻关系以及有无肝内血管侵犯。此外,它还能初步判断肝癌局部治疗的疗效情况。

3.超声弹性成像　通过超声剪切波弹性成像可以定量评估肝肿瘤的组织硬度及周边肝脏组织的纤维化、硬化程度,为合理制订肝癌治疗方案提供有用的信息。

4.超声造影成像　通过向体内注射超声造影剂,可以实时动态观察肝肿瘤血流灌注的变化,有助于鉴别诊断不同性质的肝脏肿瘤,从而明确诊断并协助制订个体化治疗方案。另外,其在术中应用可敏感检出隐匿性小病灶、实时引导局部治疗,在术后可用于评估肝癌局部治疗的疗效等。

5.超声引导下穿刺活检　对于具有典型肝癌影像学特征的肝占位性病变的患者,若其符合肝癌临床诊断标准,则通常不需要进行以诊断为目的的肝病灶穿刺活检。然而,对于缺乏典型肝癌影像学特征的肝占位性病变,肝病灶穿刺活检则成为获得明确的病理诊断的重要手段。超声引导肝肿物穿刺活检,即在超声的帮助下精准定位并获得肝脏肿瘤组织样本,进行病理诊断和免疫组化分析,进一步明确其病理类型。

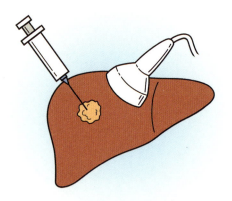

超声引导下穿刺

💬 介入消融治疗：超声引导下的肝癌微创治疗

除了筛查和诊断，超声技术在肝癌的治疗中也展现出了重要的应用价值。

肝癌消融治疗是借助医学影像技术的引导，对肿瘤病灶靶向定位，局部采用物理或化学的方法直接杀灭肿瘤组织而达到治疗目的的一类治疗手段。与传统手术相比，消融治疗具有对肝功能影响少、创伤小的特点，在一些早期肝癌患者中可以获得与手术切除相类似的疗效。目前，消融治疗已经被认为是手术切除之外治疗小肝癌的根治性治疗方式。由于超声的实时监测功能，医生可以在治疗过程中随时调整消融针的位置，确保治疗的准确性和安全性，因此超声是最常用的引导方法。

超声造影成像在肝癌消融治疗中的应用

超声造影成像,通过造影剂微泡的动态灌注显像,能够反映病灶的微循环血流动力学。这项技术不仅有助于术前明确诊断,还能实现术中精确引导,并在术后进行随访评价。总体而言,超声造影成像在肝癌消融治疗中的应用价值主要体现在以下三个阶段。

1. 术前协助 在肝脏肿瘤消融前,超声造影成像能够帮助医生诊断病灶、发现常规超声难以明确显示的隐匿病灶,从而协助制订个体化治疗方案。

2. 术中引导 在手术过程中,超声造影成像能够实时显示消融区域的变化,帮助医生精确控制消融的范围,确保手术的安全性和有效性。

3. 术后评价 消融治疗后,超声造影成像能够及时评估消融效果,监测是否有残留的肿瘤或检出新发病灶,为医生的后续治疗提供重要参考。

从诊断到治疗:超声技术全程护航肝癌管理

超声技术贯穿于肝癌管理的全流程,从早期筛查、精准诊断到治疗阶段,均不可或缺。这种技术的广泛应用不仅显著提高了肝癌的早期检出率,还极大地增强了诊断的精准性和治疗的安全性。随着技术的不断革新与进步,超声设备的图像质量不断提升,超声新技术不断涌现,为肝癌患者带来了更好的诊治体验。超声技术无疑是肝癌防治领域中的一位全能助手。

动态增强 CT 是肝癌影像学诊断的常用方法

 什么是动态增强 CT

计算机断层成像是利用 X 射线对人体部位进行多层面横断的连续扫描,并将扫描得到的信息通过电子计算机处理成图像的影像学检查方法。简单来说,CT 可以将人体横向薄薄地"切片",以更好地观察组织器官的细微结构,达到诊断疾病的目的。动态增强 CT 则是普通 CT 的升级版本,通过静脉向人体内注入碘对比剂,以增加正常组织与病变组织之间的对比度,从而更加清晰地显示病变组织,更好地区分病变组织和正常结构。

动态增强 CT 是肝脏超声和 / 或血清 AFP 筛查异常者明确肝癌诊断的首选影像学检查方法。根据注射对比剂后扫描时间的不同,动态增强 CT 可以分为三个时期,分别为动脉期、门静脉期以及延迟期。

动态增强 CT 在肝癌中的应用

CT 是临床上诊断肝癌的主要手段。随着技术的不断改良，CT 扫描实现了更快的采集与重建速度，以及更便捷和多样的重建处理，因此诊断肝癌的准确性不断提高。

动态增强 CT 对于肝癌的诊断及分期中扮演了重要的角色。肝脏为双重血供，其中 75% ～ 80% 来自门静脉，20% ～ 25% 来自肝动脉，而 90% 以上的肝癌主要由肝动脉供血。动态增强 CT 诊断肝癌主要依赖于病灶的动脉血供，其中一个最具特征的影像学表现是"快进快出"的强化方式。

"快进"指的是动脉晚期对比剂通过肝动脉分支迅速进入肝肿瘤，导致肿瘤比周围肝实质在 CT 图像上显得更"明亮"。"快出"则是门脉期及延迟期肿瘤内的对比剂快速廓清，导致肿瘤内的对比剂含量相对周围正常的肝实质减少，呈现出"灰暗"的表现。"快进快出"是 CT 诊断肝癌的主要依据。

动态增强 CT 诊断肝癌时，要结合增强各个时期病灶的密度变化，"眼观六路"，才能精准诊断。

动态增强 CT 扫描除了用于肝癌的临床诊断及分期，还常用于肝癌局部治疗后的疗效评价，特别是在观察肝动脉插管化疗栓塞术（transcatheter arterial chemoembolization，TACE）后碘油沉积状况有特殊的优势，可以简单、直观地反映出病灶内碘油的分布及沉积情况。不仅如此，借助 CT 后处理技术还可以进行三维血管重建、肝脏体积和肝肿瘤体积测量、肺脏和骨骼等其他脏器组织转移评价，这对于评估病情、指导精准手术等发挥着越来越大的作用。

许多患者在做动态增强 CT 之前都会有些焦虑,担心辐射、损伤肾功能……那么,动态增强 CT 对人体有危害吗?

首先,关于辐射,人们畏之如虎,殊不知在日常生活中我们经常跟它打交道,坐飞机 20 小时受到的辐射剂量约 0.1 毫希沃特,每天吸 20 支烟一年受到的辐射剂量为 0.5 ~ 2 毫希沃特,每个人每年受到的天然背景辐射剂量约 2 毫希沃特。

抛开剂量谈辐射,就是无稽之谈!

我国放射防护标准中规定:放射工作人员每年剂量限值是 50 毫希沃特,五年内每年接受的平均辐射上限是 20 毫希沃特。根据国家发布的《X 射线计算机断层摄影成年人诊断参考水平》,成人做一次胸部 CT 平扫所接受的辐射剂量约 6 毫希沃特;增强 CT 则要更多一些,但即使是做一次动态增强 CT,接受的辐射剂量也远远小于放射工作人员一年的剂量限值。换句话说,只要接受辐射的总剂量控制在正常范围内,我们就是安全的。

说完这些,你对 CT 检查的恐惧有没有减少一点呢?

动态增强 CT 对比剂的主要成分是碘,注入人体后主要通过肾脏排泄,所以很多人担心对比剂对肾脏有损害。对比剂进入肾脏后,确实可能会导致血管收缩,影响正常的肾脏功能。但是,对于无基础肾疾病的正常人来说,对比剂通常不会损害肾脏。医生护士通常会叮嘱患者在进行动态增强 CT 检查前后多喝水,以促进体内的对比剂尽快排出,降低肾功能损伤的风险,对比剂一般会在 24 小时内全部排出体外。

 哪些人群不适合做动态增强 CT

1. 严重心、肾功能不全人群　对于急性心力衰竭、急性肾衰、尿毒症等严重心、肾功能不全患者来说,对比剂可能会增加心脏或肾脏的负担,从而加重原发疾病,严重时甚至可能危及生命,所以这类人群不适合做增强 CT 检查。

2. 过敏体质人群　尤其是对碘过敏人群尽量不做增强 CT,因为严重的过敏反应可能出现休克、心搏骤停等症状,甚至危及生命。虽然出现过敏反应的概率极低,但还是需要引起重视。

温馨提示

在进行增强 CT 检查前,患者或家属一定要仔细阅读增强 CT 知情同意书及注意事项,向医护人员提供必要的病史如用药史、过敏史等,尽量降低过敏风险。

3. 甲状腺功能亢进患者　药物控制不佳的甲状腺功能亢进患者不能做增强 CT，因为检查需要注射大量含碘对比剂，可能导致甲状腺危象，危及患者生命安全。

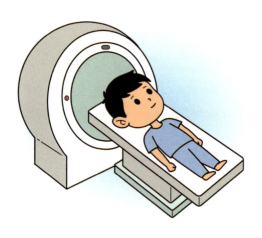

4. 孕妇　孕早期的胎儿容易受到辐射、药物等影响，增加发育畸形甚至流产等风险。为了避免对胎儿的潜在影响，原则上孕妇不能做增强 CT 检查。

💬 动态增强 CT 检查需要注意什么

1. 对于日常服用双胍类药物（如二甲双胍）的糖尿病患者来说，检查前 48 小时应停止服用二甲双胍，并持续到做完检查后 48 小时。由于二甲双胍和对比剂都是通过肾脏排泄,注射对比剂之后可能会延缓二甲双胍排泄,导致其在体内积聚,引起乳酸酸中毒。

2. 检查前应去除扫描部位范围内佩戴的金属首饰、装饰物等,避免造成金属伪影。

3. 在进行腹部 CT 检查前需要进行胃肠道准备,一般检查前禁食 6～8 小时,同时喝大量的水,让胃肠道充盈,增加胃肠道与周围组织的对比度。如果在 CT 检查前做了胃肠钡餐检查,为了避免钡剂产生的伪影影响观察,通常 3 天内不建议行 CT 检查。而盆腔 CT 检查则需要提前喝水,适当憋尿,这样做更有利于观察泌尿系统、盆腔病变。

4. 检查过程中应保持镇静,注意配合指令,调整呼吸。对比剂进入人体时出现短暂发热、一过性的不适均属于正常现象,无须慌张。如果出现注射部位的肿胀疼痛或者持续性的不适,应及时告知医生。

严重的不良反应通常发生在注射对比剂后的 20 分钟内,因此增强 CT 检查后应在注射室观察 30 分钟。如果出现不适,应立即联系医护人员。同时,在增强 CT 检查后应大量饮水,以稀释对比剂并缩短其从肾脏排泄的时间。

综上所述，增强 CT 的优点是扫描速度快、应用范围广、覆盖全肝；密度分辨率高，图像的解读相对比较简单；检查标准容易统一。缺点是存在电离辐射；极少数患者可能发生对比剂过敏反应。TACE 后的碘油高密度在 CT 扫描时易产生硬化伪影，这在一定程度上降低了 CT 增强扫描对残留或新生肿瘤组织的判断能力。

磁共振是肝癌筛查和诊断的最精准方法

 磁共振成像的原理

磁共振成像（magnetic resonance imaging，MRI）是肝癌筛查和诊断最精准的影像学方法。人体内含水量占体重一半以上，水是"H_2O"，其中的"H"即是氢原子，MRI 的原理恰恰就是将氢原子产生的共振信号采集起来，经过电子计算机处理生成影像图像。而产生共振信号的前提是有一个强大的磁场，磁共振机的主体满足了这个条件，可以简单看作是一个巨大的磁铁。所以，MRI 是不会产生电离辐射的。

MRI 除了无痛、无创、无辐射的优点之外，还具有组织分辨率高、可以多方位多序列多参数成像等优势，可以通过不同的信号特征来反映结节性病变的组织成分。

简单来说，MRI 对于肝脏、脑、前列腺等实质脏器的疾病诊断有着独特的优势，其定性诊断能力优于 CT。多方位是指 MRI 不需要调整受检者的体位，就可以获得人体的横断面、冠状面、矢状面等层面的图像，有利于病变的定位。多参数多序列指的是在 MRI 检查中，同一个扫描部位可以获得包括 T_1WI、T_2WI 和 PDWI 等多种参数的图像，而 CT 和 X 线成像中，只有密度这一个参数，也就只能得到一种图像。

举个例子，在 CT 图像中，如果两种组织之间的 X 线衰减率相同，那么它们在图像上也是没有差异的，我们无法区分两者之间的差别。而在 MRI 中，通过多序列扫描，我们可以从不同序列的信号特征中分析得到病变的组织成分，这就显示出了 MRI 多参数多序列成像的优越性。

此外，MRI 还有一些功能成像，例如弥散加权成像（diffusion weighted imaging，DWI），从而实现形态结合功能的综合成像技术能力。同螺旋 CT 相比，MRI 在检测和鉴别小肝癌上，尤其是在鉴别肝硬化的再生结节与肝硬化基础上发生的小肝癌上拥有更多的优势，是肝癌临床检出、诊断、分期和疗效评价的优选影像技术。

磁共振功能成像——DWI

DWI是研究水分子弥散运动的成像方法。正常组织内的水分子以无规则、随机、相互碰撞的形式在不间断地运动，即布朗运动。而在肝癌中，由于细胞密度增加、细胞间隙缩小等因素，水分子的运动受到了限制，称为弥散受限，影像上表现为明亮的"白色"。可以简单理解为水分子走的路变挤了，再也不能肆无忌惮地乱窜，有了限制之后，只能老老实实排队通过。

弥散受限是提示病变为恶性肿瘤的一个重要影像学征象，有了它的助力，医生就有了更多的信心诊断肝癌。

肝癌在MRI中的影像学表现

在MRI平扫中，肝癌有几个比较有特征的影像表现，如T_2WI呈稍高信号，较小的结节信号均匀，随着结节的增大，信号呈不均匀，"马赛克征"是肝癌T_2WI序列的特征性信号；肝癌在DWI呈弥散受限表现。

动态增强MRI与动态增强CT同样分为三个时期：动脉晚期、门静脉期以及延迟期。在动态增强MRI中，肝癌最重要的影像学征象是"快进快出"，表现与增强CT相似。肝癌的另一个特征性征象是假包膜征，MRI中发现假包膜征的敏感度是CT的两倍，因此MRI对于检出假包膜征象很有优势。

> 包膜样强化是指光滑、均匀、边界清晰、大部分或者全部包绕病灶，在门脉期尤其是延迟期表现为环形强化。

动态增强 MRI 在诊断直径＜2.0 厘米的肝癌时，还需要结合其他影像征象（如包膜样强化、T_2WI 中等信号和扩散受限等）及超阈值增长（6 个月内病灶最大直径增大 50%）进行综合判断。

此外，MRI 在评价肝癌是否侵犯血管以及淋巴结转移等方面，比动态增强 CT 更有优势。MRI 同样应用于肝癌术后随访、肝癌介入治疗后疗效的评估等方面，且表现十分优异。

💬 钆塞酸二钠在筛查或诊断小肝癌的优势

钆塞酸二钠（Gd-EOB-DTPA）是一种新型肝细胞特异性 MRI 对比剂，它有什么特殊之处呢？

简单来说，该对比剂可以被正常的肝细胞所摄取，而不能被病变细胞（如癌细胞）摄取。钆塞酸二钠增强 MRI 有一个特殊的成像时期——肝胆特异期，一般在注射对比剂之后的 10～20 分钟进行扫描，这个时候正常肝细胞表现为"白色"，而肝癌细胞则是"黑色"的。因此，在钆塞酸二钠面前，肝癌清晰可见。

在高危人群中，尤其是肝硬化患者，钆塞酸二钠增强 MRI 已成为肝癌诊断和筛查的推荐影像学方法。钆塞酸二钠对于鉴别诊断再生结节、不典型增生结节、小肝癌很有帮助,尤其对直径≤1.0厘米的亚厘米肝癌的检出方面有着无与伦比的优势。肝癌越早发现,治疗效果越好。亚厘米肝癌手术后不仅复发率低,生存率还高。钆塞酸二钠增强 MRI 被认为是肝癌筛查和诊断最精准的影像学方法,在钆塞酸二钠能够早早帮助医生抓住"刺客"的情况下,肝癌似乎也没有那么可怕了。

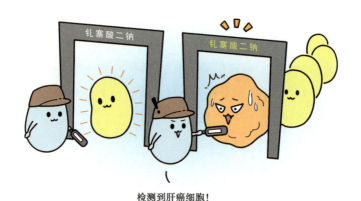

检测到肝癌细胞!

💬 磁共振检查前你需要了解的小知识

"哒哒哒""哐哐哐""嘀嘀嘀-嘟嘟嘟-嘀嘟嘀嘟",这些是来自磁共振工作时的声音,这些声音一般超过 99 分贝,常常让受检者感觉身处一个大型施工现场。

这些噪声来源于哪里呢?

原来,磁共振机器在切换磁场时,会产生一个巨大的力让线圈移位并撞击托架,从而产生撞击声,有趣的是,不同的扫描序列产生的噪声不同,从某种意义上来说也算是它们独有的声纹。

跟我们想象不同的是,磁共振机的性能越好,切换磁场的能力越强,噪声就越大。但是话说回来,噪声已成为 MRI 检查最大的缺点,而且是无法根除的。现在临床工作中最常用的解决方法是物理降噪,塞棉花、戴耳机都是常见的降噪方法,可以在一定程度上降低受检人在检查过程中的不适,提高图像的质量等。

如果需要做 MRI 检查,相信你看到这已经做好了心理准备,些许噪声是无法击败你的。

大家在影视作品中有时能看到一种人,他们只要进入封闭狭小的空间(如电梯,货车车厢)就开始浑身发抖、紧张焦虑,甚至感觉"自己无法呼吸",这一系列表现在临床上称为幽闭恐惧症。幽闭恐惧症在生活中比我们想象得更常见。相信大家已经猜到了,MRI 检查还真的跟幽闭恐惧症有关系。做 MRI 检查时,患者会被送进磁共振机腔内,那是一个狭长略显拥挤的圆柱形空间,空间十分狭小,检查时只有机器嘈杂的响声,有些检查甚至要静躺超过半个小时。

半封闭、孤独、嘈杂且长时间的静止不动……这些因素综合在一起,受检者可能会出现烦躁、恐惧的情绪,进而逐渐发生幽闭恐惧症。当然,缓解恐惧的方法也是有的,比如医生可以向患者讲解 MRI 的工作原理及检查步骤,以安抚患者的紧张情绪,并且可以让患者提前进入机房熟悉环境等；征得医生同意之后，还能够让家属陪同检查，通过握手或者抚摸等方式来缓解患者的恐惧与焦虑心情；对于重度幽闭恐惧症患者，必要时可以使用药物干预，以帮助检查顺利完成。

 哪些人不适合进行磁共振检查

1. 妊娠妇女慎做检查，如有可能怀孕者，请告知检查医生。

2. 严重幽闭恐惧症患者慎做检查。

3. 精神病患者和躁动不安者建议先使用药物镇静后再考虑行 MRI 检查。

4. 对比剂过敏或易敏体质者应慎重考虑和密切观察。

5. 急性或慢性重度肾功能不全患者慎做。

6. 体内安装有铁磁性植入物、检查部位邻近有不能取出的金属物（钛合金除外）；病情危重需要进行监护和维持生命或携带各种金属的抢救用具者；高热患者不能进入磁场。

1.胃肠道准备　一般检查前禁食禁水4小时即可,无须进行特殊肠道准备。喝水充盈肠道可能会产生T_2WI伪影,因此检查前不可饮水。

2.检查开始前仔细检查有无去除身上一切金属饰物,如硬币、钥匙等具有铁磁性的金属物品禁止带进检查室。

3.肝脏会受呼吸的影响而上下运动,产生运动伪影,所以呼吸训练是肝脏MRI检查成败的关键。主要分为两种呼吸模式:一是均匀呼吸,绝大部分患者平静呼吸即为均匀呼吸,无须专门训练,只要保持平静即可。二是屏气,先深吸一口气,然后呼出来并屏住气,保持15～20秒,需要注意的是憋气的时候腹部不能动。检查前的训练很有必要,好的图像质量是精确诊断的前提。

4.检查完成之后应在注射室观察30分钟,无不良反应且未出现对比剂外漏的患者,方可拔针离开,同时在检查后记得多饮水。

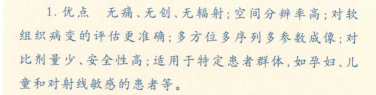

磁共振检查的优缺点

1. 优点　无痛、无创、无辐射；空间分辨率高；对软组织病变的评估更准确；多方位多序列多参数成像；对比剂量少、安全性高；适用于特定患者群体，如孕妇、儿童和对射线敏感的患者等。

2. 缺点　检查时间较长，通常需要 20～60 分钟；检查费用相对 X 线或 CT 而言较高。

肝癌手术切除之后需要影像随访吗

作为一种常见的恶性肿瘤，肝癌具有易于复发转移的生物学特性，常常需要反复治疗。根治性治疗包括肝移植、手术切除以及消融等，即使是早期肝癌接受了根治性治疗之后，仍然有相当比例的患者会出现复发转移。一般来说，肝癌切除术后的 5 年内，有超过一半的肝癌患者会出现复发。因此，治疗后定期复查和随访是肝癌患者管理中非常重要的组成部分，贯穿肝癌治疗的始终。

对于根治性治疗而言，随访的目的是了解是否存在肿瘤残留、有无复发或转移灶形成。

原则上,在治疗的近期阶段,随访和复查应安排得较为紧密,而随着病情稳定的时间延长,可逐渐延长随访的间歇。在复查项目的选择上,应兼顾准确性、便利性及费用,在确保有效随访的同时尽量减轻患者的负担,以保证依从性。

通常而言,对于根治性手术或消融术后的患者,如术后恢复良好,则建议术后 2 年内每 2～3 个月复查一次,术后 3～5 年每 6 个月复查一次。

影像学检查可选择超声与 CT/MRI 交替进行,肿瘤学标志物(AFP 等)及肝肾功能,术后 3 年内至少每 6 个月行 CT/MRI 检查,3 年后至少每 12 个月行 CT/MRI 检查。为减轻外地患者的奔波,复查和随访的地点可采用本院与当地医院交替进行的方法。即使是长期治愈的患者,也尽量要求患者至少每年返院复查一次,以便及时了解患者基本情况(如联系地址、电话号码)的变更,同时也利于在本院保存患者的各项资料,获得完整随访信息。

由于肝癌最常见的复发 / 转移部位为肝内,其次为肺、肾上腺、骨、淋巴结等,因此复查时影像学检查以腹部为主,并定期(每 6～12 个月)复查胸部 X 线 /CT 检查,骨扫描仅在有骨痛症状的患者或部分不明原因 AFP 升高的患者中进行。

对于可疑的肝外转移灶,全身各部位的增强 CT/MRI、PET/CT、骨扫描等可灵活选择。对于存在可疑病灶的患者,需要增加随访的频次,通常随访间隔不宜超过 2 个月。

" PET/CT 常用于肝内胆管
细胞癌的全身检查 "

肝内胆管细胞癌是一种恶性程度较高的肝内恶性肿瘤,常伴有较高的侵袭性和转移性。在诊断和治疗肝内胆管细胞癌的过程中,全面评估肿瘤的分布情况和转移情况至关重要。PET/CT作为一种先进的功能影像学技术,已广泛应用于肝内胆管细胞癌的全身检查,帮助医生全面了解肿瘤的情况,并制订最优的治疗策略。

💬 PET/CT 的原理与优势

PET/CT 结合了 PET 的功能影像学和 CT 的解剖影像学优势,通过放射性示踪剂的使用,能够检测肿瘤细胞的代谢活动,并通过 CT 扫描提供精确的肿瘤位置和解剖结构的细节。这种组合使 PET/CT 在评估肿瘤的恶性程度、分布范围以及治疗效果方面具有独特的优势。

1.高灵敏度和特异度 PET/CT 能够检测到代谢活跃的肿瘤细胞,尤其是在肿瘤早期和微小转移灶方面具有极高的灵敏度和特异度。这使得 PET/CT 在评估肝内胆管细胞癌的全身转移情况时,具有无可比拟的优势。

2.全面的全身评估　与传统的影像学检查相比，PET/CT能够在一次扫描中同时评估全身多个部位，有助于全面了解肿瘤的分布情况，特别是在疑似多发性转移或难以通过常规影像学方法检测的情况下。

 ## PET/CT 在肝内胆管细胞癌中的应用

1.肿瘤分期与预后评估　在肝内胆管细胞癌的诊断过程中，PET/CT能够通过识别肿瘤的代谢特征来帮助确定肿瘤的分期。由于肝内胆管细胞癌具有较高的侵袭性，PET/CT可以发现潜在的远处转移灶，并评估肿瘤的生物学行为，从而为预后评估提供重要依据。

2.术前评估与治疗规划　对于计划进行手术切除的肝内胆管细胞癌患者，PET/CT可以帮助医生确定肿瘤的确切位置和范围，并识别可能影响手术的转移病灶。这对于制订手术方案和确定切除边界至关重要。

3.监测治疗效果与复发　在肝内胆管细胞癌治疗过程中，PET/CT可以用于监测治疗效果，评估肿瘤代谢活动的变化。如果治疗后PET/CT显示代谢活性降低，通常意味着治疗有效。反之，如果代谢活性增加或有新发病灶出现，则可能提示肿瘤复发或进展。

●●● PET/CT 的局限性与挑战

尽管 PET/CT 在肝内胆管细胞癌的诊断和管理中具有显著优势，但它也存在一定的局限性。

1. 对低代谢肿瘤的敏感度不足　PET/CT 对高代谢活性的肿瘤具有较高的敏感度，但对于代谢活性较低的肿瘤，其检测敏感度可能较低。因此，对于某些低代谢的肝内胆管细胞癌，可能需要结合其他影像学检查（如 MRI 或 CT 增强扫描）进行评估。

2. 高成本与辐射暴露　PET/CT 是一种昂贵的检查方式，且由于其涉及放射性示踪剂的使用，患者在检查中会受到一定剂量的辐射暴露，因此 PET/CT 通常用于明确临床需求，而不是作为常规筛查。

医生提示

PET/CT 作为一种功能与解剖相结合的先进影像学技术，在肝内胆管细胞癌的全身检查中具有重要应用价值。它能够全面评估肿瘤的全身转移情况，帮助医生制订更为精准的治疗方案，并在治疗效果评估和复发监测中提供重要信息。尽管存在一定的局限性，PET/CT 仍然是肝内胆管细胞癌管理中的重要工具，为患者的个性化治疗提供了坚实的支持。

> **甲胎蛋白是最好的肿瘤标志物,没有之一**

在肝癌的诊断过程中,AFP 作为一种肿瘤标志物,发挥着极其重要的作用。AFP 因其在肝细胞癌诊断中的高敏感度和特异度,被广泛认为是目前最有效的肿瘤标志物。尽管随着医学科技的发展,出现了许多新的生物标志物,但 AFP 在肝癌诊断中的地位依然无法被取代。

甲胎蛋白的生物学基础

甲胎蛋白是一种在胚胎发育期间由肝细胞和卵黄囊分泌的糖蛋白。正常情况下,成人体内的 AFP 水平非常低。然而,当肝细胞发生癌变时,AFP 的合成会显著增加,导致血清中的 AFP 水平升高。这一特性使 AFP 成为诊断肝细胞癌的关键标志物。

AFP 在肝癌诊断中的关键作用

1. 早期诊断肝细胞癌 AFP 在肝细胞癌的早期诊断中起到重要作用。研究表明,60% ～ 70% 的肝细胞癌患者在确诊时血清 AFP 水平升高。通过定期监测 AFP 水平，尤其是在高危人群中，可以在肝癌早期即发现异常，从而及时进行治疗。

2. AFP的高特异度　虽然有一些良性肝病患者（如急性肝炎）、生殖腺胚胎源性肿瘤患者、其他消化道肿瘤患者（如胃癌、胰腺癌等）和孕妇的血清AFP水平也可升高，但在结合临床病史、影像学检查和其他血清标志物的情况下，AFP的特异度仍然较高。当AFP水平显著升高且排除了其他可能原因时，通常可以高度怀疑肝细胞癌的存在。

3. 监测治疗效果和复发　AFP不仅在初次诊断中具有价值，还可以用于监测治疗效果。在肝癌治疗后，AFP水平通常会下降。如果治疗后AFP水平再次升高，可能提示肿瘤复发或转移，因此AFP是肝癌患者随访中的重要指标。

与其他肿瘤标志物的比较

尽管近年来出现了许多新的肿瘤标志物，如异常凝血酶原（des-gamma-carboxy prothrombin，DCP）、Glypican-3（GPC3）等，但AFP仍然是肝癌诊断中最常用且最具临床价值的标志物。新的标志物通常用于补充AFP检测，尤其是在AFP阴性或水平低的肝细胞癌患者中，但在特异度和临床实用性方面，AFP仍居首位。

　　虽然 AFP 在肝细胞癌的诊断中具有显著优势,但并非所有肝细胞癌患者的 AFP 水平都会升高。30% ～ 40% 的肝细胞癌患者可能呈现 AFP 阴性,尤其是在小肝癌或高度分化的肿瘤中。此外,某些非恶性肝病(如肝炎或肝硬化)、妊娠,以及其他肿瘤(生殖腺胚胎源性肿瘤、胃癌和胰腺癌等)也可能导致 AFP 水平升高。因此,AFP 检测应与其他诊断手段(如影像学检查)结合使用,以提高诊断的准确性。

医生提示

　　甲胎蛋白是肝细胞癌诊断中最重要的肿瘤标志物,其在早期诊断、监测治疗效果和判断预后等方面具有无可替代的作用。尽管新的生物标志物不断出现,AFP 凭借其高特异度和广泛的临床应用,仍然被视为肝癌诊断的"金标准"。在肝癌的管理过程中,AFP 检测为医生提供了宝贵的信息,有助于及时发现和治疗肝癌,从而提高患者的生存率和生活质量。

肝癌的临床诊断准确率高，不必都做病理活检

　　在肝癌的诊断过程中，影像学检查和肿瘤标志物检测的结合，使得临床诊断的准确率显著提高。随着影像学技术的进步和甲胎蛋白等肿瘤标志物的应用，临床医生在不依赖病理活检的情况下，往往能够做出准确的肝癌诊断。在许多情况下，肝癌的临床诊断已经能够满足治疗决策的需要，因此，并非所有患者都需要进行病理活检。

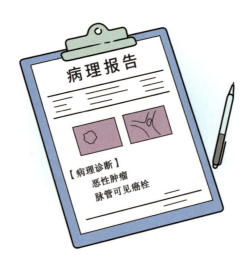

1.影像学检查的关键作用 CT、MRI 和超声等影像学检查是肝癌诊断的主要手段。通过这些检查医生能够清楚地观察到肝脏内的肿块、结节及其与周围组织的关系。特别是 CT 增强扫描和 MRI，可通过动脉期和门静脉期的特征性强化模式（如"快进快出"）明确诊断肝细胞癌。

2.肿瘤标志物的辅助诊断 甲胎蛋白是诊断肝细胞癌的重要标志物。当患者的 AFP 水平显著升高，且影像学检查提示存在肝脏肿瘤时，通常可以高度怀疑肝细胞癌的存在。结合影像学检查结果，AFP 检测显著提高了肝癌的临床诊断准确率。

3.综合临床信息的应用 在高危人群（如慢性乙型或丙型肝炎感染者、肝硬化患者等）中，如果影像学检查和 AFP 检测结果一致且高度提示肝细胞癌，临床诊断的准确性非常高。结合患者的病史、症状以及其他检查结果，医生通常可以做出明确的临床诊断。

4.病理活检的局限性 尽管病理活检被视为诊断恶性肿瘤的"金标准"，但在肝癌的诊断中，并非所有病例都需要进行病理活检。

5.病理活检的风险 病理活检是一种侵入性操作，可能带来出血、感染以及肿瘤扩散等风险。此外，部分肝癌患者由于肝功能不全或其他合并症,可能无法耐受活检。

6.临床诊断的高效性　在典型的肝细胞癌病例中,影像学和 AFP 检测的综合应用,已经能够提供足够的诊断信息。因此,在大多数情况下,不必强求进行病理活检,而是可以根据临床诊断直接制订治疗计划。

💬 何时需要进行病理活检

虽然在多数情况下,临床诊断已足够准确,但在某些特殊情况下,病理活检仍然是必要的。

1.影像学和 AFP 结果不典型　当影像学检查结果不典型或 AFP 水平未显著升高,且患者无明确的肝癌高危因素时,病理活检可以帮助确诊,排除其他类型的肝脏病变。

2.疑难病例的确诊　在某些疑难病例中,病理活检能够提供组织学证据,帮助明确肿瘤的性质,尤其是在影像学检查难以区分良恶性病变时。

3.临床试验的需求　在一些临床试验中,病理确诊可能是入组条件之一。因此,对于参与临床试验的患者,病理活检可能是必须的。

通过影像学检查和 AFP 检测，临床诊断能够迅速、准确地识别大多数肝癌病例，而无须进行侵入性的病理活检。特别是在高危人群中，定期的影像学筛查结合 AFP 监测，能够有效发现和确诊早期肝癌。避免不必要的病理活检，不仅减少了患者的痛苦和风险，还能够加快治疗决策的制定，提高整体医疗效率。

医生提示

在肝癌的诊断过程中，影像学检查和肿瘤标志物的结合，使得临床诊断的准确率得以显著提高。大多数情况下，医生能够在不依赖病理活检的前提下做出准确的诊断，并制订治疗方案。尽管病理活检在某些复杂病例中仍有其重要性，但对于典型的肝癌患者，临床诊断已足以指导治疗。因此，不必为所有肝癌患者进行病理活检，这不仅减少了不必要的风险，也提高了诊断和治疗的效率。

肝癌的病理诊断与报告解读

病理诊断是依据肿瘤形态特点、分子特征和患者临床信息，对肿瘤进行诊断命名、分类、分型、分级和分期的诊断方法。肿瘤病理诊断是肿瘤性疾病诊断的"金标准"，已成为肿瘤的个体化治疗和分子靶向治疗不可或缺的依据。病理诊断报告是病理医生对送至病理科的标本进行肉眼及镜下观察，并综合患者临床信息而判断疾病的文书报告，是临床诊治疾病的依据。

病理诊断的目的

病理诊断是病理医生对送检标本病变性质的判断和具体疾病的诊断。其主要目的是：①明确疾病的诊断；②为临床选择治疗方案提供依据；③提供疾病的严重程度和预后的信息；④帮助临床判定疗效。病理学检查是诊断原发性肝癌的金标准，但需要注意与临床信息相结合。

肝癌病理标本的主要类型

肝癌最常见的病理标本为穿刺活检及手术标本。

肝穿刺活检（简称"活检"）主要用于明确病变性质，对于具有典型肝癌影像学特征的肝占位性病变,符合肝癌临床诊断标准的患者,通常不需要以诊断为目的的肝病灶穿刺活检。但是对于缺乏典型肝癌影像学特征的肝占位性病变,肝病灶穿刺活检可获得明确的病理诊断。一般来说,由于穿刺活检取得的组织量很少,活检的病理报告相对简单,只能进行简单的定性(是不是癌?是哪种类型的癌?)。有了活检的定性报告,医生会根据病情评估该患者是否适合立即手术或进行其他治疗。需要注意的是,对于直径≤2厘米的病灶,肝病灶穿刺病理学诊断存在一定的假阴性率,因此阴性结果不能完全排除肝癌的可能,仍需要定期随访。

手术标本的病理报告则更为详细,通过对手术切除标本的分析、取材、显微镜检查和免疫组化等方法,能够提供疾病的性质、病理分期、与预后及治疗相关的疾病特征及辅助检测结果等。临床医生会根据病理报告决定后续治疗方案。

肝癌手术标本病理报告包含的内容

外科医生将肝脏的肿瘤切除后,标本会送到病理科进一步检查,患者在术后1周左右就可以拿到病理科出具的报告。病理检查在肿瘤的诊疗过程中具有重要作用,手术出院后的医保报销和保险赔付等往往都要提供病理报告。肝癌病理诊断报告通常包含以下内容。

第一部分为患者及标本的基本临床资料,包括患者的性别、年龄、住院号、病理号等,以便确认该报告为患者本人的报告;

送检标本的信息还包括手术部位及临床诊断等。

第二部分为大体描述,对于手术切除组织的描述与记录,包括标本部位、肿瘤大小、数目、颜色、质地、肿瘤距离切缘的距离、有没有坏死、肿瘤包膜、卫星结节、肿瘤旁肝组织的情况等。

第三部分为镜下描述,作为病理诊断的核心证据,用简练而规范的语言描述具有诊断价值的镜下病变形态,主要是细胞的排列方式、形态、大小、胞浆及细胞核的特点等。病变特征明显时可直接诊断。

第四部分为诊断内容,也是最重要的部分,包括器官名称和疾病的诊断,以及肝癌的分化程度、脉管癌栓等影响治疗及预后的重要指标。

第五部分为辅助检查结果及注释,辅助检查包括免疫组化、特殊染色及分子检测等;注释适用于某些少见病例或者疑难病例,包括鉴别诊断、诊断依据、预后和治疗意见、参考文献等。应用得当,这部分能更好地将临床与病理联系起来。

💬 肝癌病理报告的重点内容

肝癌病理报告中的内容有很多,患者面对众多信息往往无法适从,但其中有部分关键内容,与疾病的性质及恶性程度密切相关,关注这些内容,能更好地了解术后的复发风险及后续治疗的必要性。这些关键内容包括以下内容。

1.肿瘤的类型　最重要的疾病特征是肿瘤来源的细胞类型,包括肝细胞癌、胆管细胞癌、混合细胞癌及转移癌等。不同来源的恶性肿瘤在生物学行为、临床表现、治疗方法和预后上具有显著的差异。一般认为,肝细胞癌更容易出现血行转移,而胆管细胞癌神经束侵犯及淋巴结转移易见,混合细胞则同时具有两者的特征。

2.肿瘤的组织学分型　肝细胞癌以梁索型、假腺管型及团片型多见,胆管细胞癌主要以腺癌形式出现。不同的组织学亚型对预后及治疗方案选择有提示作用。

3.肿瘤的数目及大小　与疾病的进展程度及分期相关。肿瘤体积越大,数目越多,预后越差。

4.分化程度　指肿瘤细胞接近正常细胞的程度。分化程度越高越接近正常组织,恶性程度越低。HCC的分化程度可以采用国际上常用的 Edmondson-Steiner 四级(Ⅰ～Ⅳ)分级法或世界卫生组织推荐的高中低分化,肿瘤病理分级是根据肿瘤分化程度来确定的,一般分为高分化(Ⅰ级)、中分化(Ⅱ级)、低分化(Ⅲ级),部分肿瘤未分化(Ⅳ级)。

5.脉管癌栓及微血管侵犯(MVI)　当肿瘤细胞侵犯进入血管或者在胆管中生长,增大到一定程度后,可在影像学检测或者手术标本中通过肉眼看到管道内的肿瘤,称为癌栓,这提示转移风险增高。MVI是指在显微镜下于内皮细胞衬附的脉管腔内见到癌细胞巢团。

MVI病理分级为M0：未发现MVI；MI（低危组）：≤5个MVI，且均发生于近癌旁肝组织（≤1厘米）；M2（高危组）：＞5个近癌旁MVI，或MVI发生于远癌旁肝组织（＞1厘米）。MVI各组患者的术后复发转移风险依次增加，临床预后依次降低。

6.卫星结节　卫星结节（子灶）主要是指主瘤周边近癌旁肝组织内出现的肉眼或显微镜下小癌灶，与主瘤分离，两者的组织学特点相似。卫星结节起源于MVI，是总生存率差的预测因素。

7.淋巴结转移　是影响肿瘤分期的重要因素。肝细胞癌较少见淋巴结转移，切除的标本中可能不包括淋巴结；而胆管细胞来源的肝癌较容易出现淋巴结转移，外科医生会切除特定位置或者可疑的淋巴结送检。

8.切缘　大部分情况下，为了达到肿瘤治疗的根治性，外科医生会保证足够的切缘。但在少数情况下，如肿瘤侵犯范围较大、数量多、无法彻底切除；或者肿瘤与周围重要血管、胆管等组织关系紧密，为了保护重要管道和器官，无法保证足够的切缘，从而出现切缘阳性的情况。这时患者应该与医生沟通，考虑后续的治疗办法。

9.转化／新辅助治疗后肝癌切除标本的病理评估主要评估肝癌切除标本肿瘤床的三种成分比例，包括存活肿瘤、坏死区域、肿瘤间质（纤维组织及炎细胞）。一般认为，存活肿瘤越少，治疗效果越好。当经过术前治疗后，在完整评估肿瘤床标本的组织学后未发现存活肿瘤细胞，称为病理完全缓解（pathologic complete response，PCR）。

 病理辅助检查技术

当患者拿到病理报告，有些报告会有"建议做免疫组化协助诊断"或"分类"的字眼。那么，这些检查需要做吗？

免疫组织化学（简称"免疫组化"）是利用抗原与抗体特异性结合，并借助于组织化学的呈色反应，显示特定染色，使抗体由不可见变为可见，从而用已知抗体对组织细胞内相应的抗原进行定位、定量检测的技术。免疫组化及特殊染色技术的主要目的如下。

1. 恶性肿瘤的诊断及鉴别诊断　如肝细胞腺瘤和高分化细胞癌有时难以通过常规 HE 染色判断，常用 GPC3 免疫组化及 Ag 染色指标加以区分；免疫组化也可辅助肝细胞癌及胆管细胞癌的鉴别，Heppar-1 和 Arg-1 阳性多提示肝细胞癌，而胆管细胞癌中 Heppar-1 和 Arg-1 常为阴性且表达 CK7、CK19 和 MOC31。

2. 原发性与转移性肿瘤的鉴别　肝脏是常见的转移器官，低分化癌患者常常需要免疫组化协助判断原发或继发，如免疫组化 Heppar-1 和 Arg-1 阳性多提示肝细胞癌,TTF-1、Napsin A 等阳性提示为肺腺癌转移,CK20、CDX2 弥漫阳性常提示肿瘤来自下消化道。

3. 指导肿瘤的治疗　免疫组化及分子病理对于有些靶向及免疫治疗药物有一定的预测作用。如 HER-2 高表达(3+)提示患者可接受相应的靶向治疗,微卫星高度不稳定/错配修复缺陷提示应用免疫检查点抑制剂效果较好。

病理诊断报告表述的基本形式

病理诊断不是万能的,有时难以做出明确诊断。在这种情况下,报告中的表述可能会有所不同。这些不同情况大多可分为以下几类。

1. Ⅰ类　明确的病理诊断(直接诊断)。当病理医生对病理诊断非常有把握时,可直接签发诊断名称,临床医生可采取相应的治疗措施。

2. Ⅱ类　不能肯定疾病诊断(不能肯定性诊断但有明确疾病诊断倾向),当病理医生对疾病诊断不能完全肯定时,常在诊断名称前加"考虑""倾向于""不除外""可疑为"。临床医生需要根据患者的临床情况综合判断,作出相应的诊断和治疗方案,或者再进一步检查。

3. Ⅲ类　描述性病变诊断（只作病变的描述而不能提示明确疾病诊断倾向），如果送检组织不能满足诊断要求，如全部为坏死或者血凝块，病理医生只能按照镜下所见进行描述；临床医生则会根据患者的临床情况判断是否需要进一步检查。

　　4. Ⅳ类　无法作出病理诊断，送检标本达不到疾病诊断的要求，包括以下情形：标本过小、破碎、固定不当、自溶、严重受挤压变形、被烧灼、干涸等，病变无法辨认，病理报告只能简要说明不能诊断的原因，建议再次活检。

肝癌的
治疗

扫码看视频
获取更多知识

　　肝癌治疗已经进入多学科、多种治疗方法共同参与的阶段。常见的治疗方法包括手术切除、射频与微波消融、介入治疗、靶向治疗、免疫治疗、放射治疗等多种手段。各种治疗手段均有着其特有的优势和局限性。因此,根据肝癌的不同阶段,慎重选择方案进行个体或综合治疗,是提高疗效和生存率的关键。

手术切除后,肝癌患者可获得最长生存期,是首选的治疗方法

肝癌的手术切除是通过外科手术将肝脏中的肿瘤去除,彻底消除癌细胞,是肝癌治疗的首选方法。

随着外科技术的进步,肝癌手术切除的安全性、精确性、微创性都有了显著进步,主要包括开腹手术、腹腔镜手术、机器人辅助手术等几种方式。这些手术方式在确保肿瘤完整切除的同时,保留了足够有功能的肝脏组织,以减少手术并发症、降低手术死亡率。对于早中期、肝功能良好的患者而言,及早切除是改善预后、提高长期生存率的关键,患者将从中受益良多。研究表明,早期肝癌患者接受手术治疗的 5 年生存率可以达到 50% ~ 70%。然而,对于晚期肝癌、合并严重肝功能损害、肿瘤侵犯重要血管、全身健康状况差的患者,不建议进行手术切除。

肝癌术后可能出现的并发症包括:腹腔出血、肝功能衰竭、胆漏、腹腔感染、肺部感染、切口感染或裂开等。这些并发症一般可以通过术前合理评估和术后及时处理来预防。对于肝癌患者,术后会面临多方面问题,如保护引流管、恢复规律饮食和运动、镇痛药物的使用等。在此过程中,患者可以与医务人员密切沟通,实现医患协同,促进术后康复。

肝癌切除术后仍有可能出现肿瘤复发转移,这可能与术前

已经存在的微小转移病灶或肝内多发病灶有关。因此,患者在术后需要接受继续治疗并且终身随访,每隔 3 个月密切监测肝脏影像及 AFP 等肿瘤标志物的改变,2 年之后可适当延长至 3 ~ 6 个月,根据病情采取一定的干预措施,以延长生存时间。

医生提醒

　　手术治疗是肝癌治疗的首选方案,对于早中期患者疗效显著。手术能否进行、选择何种手术方式,应在术前对患者的全身情况及肝脏功能储备进行全面评估,并基于评估结果再讨论决定。术后的监护、治疗同样重要,除了预防并发症的发生,患者还需要定期随访,以监测肿瘤复发情况,必要时应采取相应的治疗方案。

> **小肝癌射频与微波消融治疗,其效果可接近手术切除**

　　肝癌消融治疗是借助医学影像技术的引导,对肿瘤病灶准确定位穿刺,局部采用物理或化学的方法直接杀灭肿瘤组织的一类治疗手段,具有对肝功能影响少、创伤小、经济方便、疗效确切的特点,在一些早期肝癌患者中可以获得与手术切除类似的疗效。它适用于单个肿瘤（最大直径≤5厘米）或2～3个肿瘤（最大直径≤3厘米），也就是我们平时说的"小肝癌"。

消融治疗最常用的手段包括射频消融（radiofrequency ablation，RFA）和微波消融（microwave ablation，MWA）。其中，RFA是利用射频电流达到治疗目的的消融手段。它通过产生射频电流流经人体组织，使电磁场快速变化而产生热量，导致肿瘤细胞脱水坏死，从而达到治疗的目的。它的优点是操作方便、住院时间短、疗效确切、可控性好，使部分不适合手术切除的患者获得了根治机会。对于单个直径≤2厘米的肝癌，有研究证据显示，RFA的疗效与手术切除相当。而MWA的原理与日常生活中的微波炉类似，它利用高频电磁波加热肿瘤细胞，从而达到杀灭病灶的目的。近年来MWA应用相对广泛，优点是消融效率高、所需消融时间短，在局部疗效、并发症发生率以及远期生存方面与RFA相比都无明显差异。对于这两种消融方式，可以根据肿瘤的大小、位置，选择更适宜的消融方式。

在消融治疗后的1个月左右，需要根据医学影像检查对其疗效进行评估。如果消融治疗后发现仍有肿瘤残留，可以考虑再次进行重复治疗，但对于经过两次消融后仍有肿瘤残留的患者，则应考虑改行其他疗法。当肿瘤被完全消融后，患者需每3个月复查一次，以便及时发现可能的复发或新发病灶，从而及时处理。

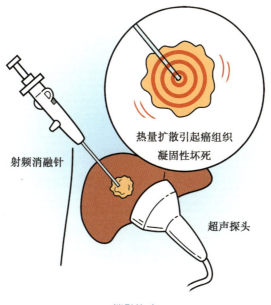

热量扩散引起癌组织
凝固性坏死

射频消融针

超声探头

消融治疗

医生提醒

　　小肝癌患者使用消融治疗可以获得根治性的治疗效果，其中射频消融和微波消融是两种常见的消融治疗手段，两者无显著差异。消融治疗后也需要定期复查随访，以评价治疗效果。

不能手术切除的肝癌
首选介入治疗

由于肝癌起病隐匿,许多患者在确诊时已错过最佳手术治疗时机。为了提高患者的生存率,现代医学提供了多种非手术治疗手段。其中,经动脉介入治疗作为一种微创疗法,已成为不可手术切除肝癌患者的首选方法。下面将详细介绍经动脉介入治疗的定义及其在肝癌治疗中的应用和优势。

经肝动脉介入治疗的定义及分类

肝癌的经动脉介入治疗是通过动脉途径将栓塞材料或化疗药物直接注入肿瘤供血动脉的一种微创治疗方法,其能够有效阻断肿瘤血供、杀灭肿瘤细胞,同时减少对周围正常组织的影响。经肝动脉介入治疗主要包括以下四种类型。

1. 经肝动脉栓塞(transcatheter arterial embolization, TAE) 是一种通过导管将栓塞材料注入动脉,以阻断肿瘤或病变区域血供的微创介入治疗方法。该技术主要用于切断肿瘤的血液供应,使其因缺乏氧气和营养而萎缩或坏死。

2.经肝动脉栓塞化疗(transarterial chemoembolization,TACE) 是一种通过导管将化疗药物注入肿瘤供血的肝动脉中,然后使用栓塞材料阻断动脉血流,切断肿瘤的营养供应的介入治疗方法。TACE能够有效提高局部化疗药物浓度,同时通过栓塞作用减少肿瘤的血供,达到双重治疗效果。

3.肝动脉灌注化疗(hepatic arterial infusion chemotherapy,HAIC) 是一种经肝动脉将化疗药物直接输注到肿瘤相关供血动脉的治疗方式,在增加肿瘤局部的药物浓度、有效减轻肿瘤负荷的同时,又通过肝脏的首过消除效应减轻了药物的系统毒性。

4.肝动脉放射性栓塞术(transarterial radioembolization,TARE) 是一种将微小的放射性物质通过肝动脉注入肝脏肿瘤血供区域的治疗方法。该技术使用放射性微球(如90Y微球)作为栓塞材料,既阻断肿瘤的血液供应,又通过释放辐射直接杀死肿瘤细胞,兼具物理栓塞和放射治疗的双重作用。

经肝动脉介入治疗的治疗过程

1.术前准备 在进行介入治疗前,医生会为患者进行全面的身体检查和影像学评估(如CT或MRI),确定肿瘤的大小、位置及血供情况。患者还需要进行常规的血液学检查，确保其身体状况适合进行手术。

2. 麻醉和消毒　一般采用局部麻醉，手术区域（通常为腹股沟或手腕）进行消毒，减少感染风险。

3. 血管穿刺和导管插入　医生通过影像引导技术，在腹股沟或桡动脉处进行穿刺，将导管插入患者的股动脉或桡动脉。然后通过导丝引导，医生逐步将导管推进至肝动脉。

4. 选择性肝动脉造影　导管到达肝动脉后，医生会进行选择性肝动脉造影，以更清晰地显示肿瘤的供血动脉位置，并确认肿瘤的血供情况。

5. 药物或栓塞材料注入　根据治疗方案，医生通过导管将化疗药物、栓塞材料（如明胶海绵或载药微球）或放射性微球注入供血动脉，直达肿瘤区域。

6. 导管拔出和术后处理　完成治疗后，医生会小心地将导管拔出，并在穿刺处进行压迫止血或使用血管封闭装置。患者需要卧床休息数小时，以防止出血。

7. 术后观察　手术后，患者需要住院观察一段时间，医生会监测生命体征和术后反应。

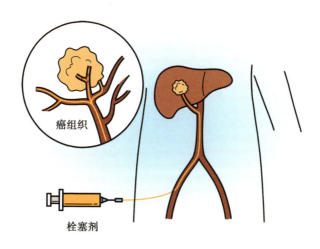

癌组织

栓塞剂

经肝动脉介入治疗

 经肝动脉介入治疗的常见不良反应

1.栓塞后综合征　这是一种最常见的并发症,主要表现为发热、恶心、呕吐、肝区闷痛、腹胀、厌食等。在手术前后可使用激素类药物进行预防,当出现症状后可给予对症支持治疗,如吸氧、退热、止吐、镇痛和小剂量激素治疗等。

2.过敏反应　主要由对比剂或化疗药物引起,大多数是急性过敏反应。有对比剂过敏史的患者可术前给予糖皮质激素预防。一旦出现急性重度过敏反应,可给予吸氧、肾上腺素;支气管痉挛者可给予 β_2 受体激动剂气雾剂吸入或糖皮质激素治疗。

3. 胆心反射　由胆管血管丛的迷走神经受到激惹引起，表现为心率减慢、血压下降，严重者可因反射性窦性心动脉痉挛导致心肌缺血、心律失常等，甚至心搏骤停。术前可给予阿托品或山莨菪碱预防。

4. 骨髓抑制　多由化疗药物所致，表现为白细胞、血小板或全血细胞减少。可使用升白细胞和血小板药物，必要时输成分血或全血。

 经肝动脉介入治疗后的复查

1. TACE　一般在首次 TACE 治疗后 4～6 周进行影像学（如动态增强 CT 扫描、动态增强 MRI、胸部 CT 平扫等）、肿瘤标志物、肝功能、肾功能和血常规等检查。根据肿瘤反应、肝功能、体能状态及治疗耐受性等决定后续治疗，推荐再次行 TACE 治疗时间为术后 3 周及以上。

2. HAIC　通常在两个 HAIC 疗程后进行首次影像学评估。如果在首次影像学评估中未观察到明显的肿瘤进展，则建议患者再接受两个周期的 HAIC 治疗，然后再进行下一次疗效评估。

对于中期肝癌患者,国内外指南推荐 TACE 作为主要治疗手段,经 TACE 治疗的中期肝癌的中位生存期超过 2.5 年。对于晚期肝癌患者,HAIC 在临床上的应用越来越广泛,经 HAIC 治疗的晚期肝癌的中位生存期为 13.9 个月。随着靶向治疗、免疫治疗等系统治疗药物的发展,多项国际多中心临床研究探索了介入治疗联合系统治疗的疗效。最近研究结果表明,TACE 联合免疫治疗(度伐利尤单抗)与靶向治疗(贝伐珠单抗)可取得优于单纯 TACE 的疗效。相信随着这些临床研究结果的不断公布,可以为中晚期肝癌患者带来更优的治疗选择。

肝动脉灌注化疗——
老树新芽重获新生

 HAIC 的过去

HAIC 是由经动脉灌注化疗演变而来的一种微创介入治疗技术。早在 1961 年,日本学者就尝试通过经股动脉穿刺置管后,将化疗药物经导管直接灌注至肝脏,以治疗原发性肝癌。此后,HAIC 引起了国内外专家的广泛关注,不断有专家学者采用顺铂联合 5- 氟尿嘧啶、大量 5- 氟尿嘧啶联合干扰素等方案,但这些方案的效果有限,未能获得广泛认可和应用。

2013年,我国EACH研究首次证实了以奥沙利铂为基础的FOLFOX方案(奥沙利铂、亚叶酸钙、氟尿嘧啶联合化疗方案)在肝癌治疗中的有效性和安全性,并获得批准用于晚期肝癌的全身治疗。自2014年起,中国学者基于此研究,率先运用基于FOLFOX方案的HAIC(FOLFOX-HAIC方案)一线应用于晚期肝细胞癌领域。并通过多个高水平研究证实了FOLFOX-HAIC方案的有效性,在国内得到广泛的认同和临床应用。

💬 HAIC 的现在

目前,HAIC已成为中国晚期肝癌重要的治疗方式,且该方案已被写入国家卫生健康委员会《原发性肝癌诊疗指南(2024年版)》以及其他国际指南,为不可手术的中晚期肝癌患者提供新的选择和方向。

通过广泛的临床应用,已经证实FOLFOX-HAIC方案在肝癌的转化治疗以及巨大肝癌、伴发癌栓肝癌等情况下的治疗具有优势。

💬 HAIC 的未来

随着分子靶向治疗和免疫治疗等系统治疗的快速发展,越来越多的研究显示出HAIC与系统治疗联合应用后,得到令人鼓舞的结果。这意味着HAIC联合药物治疗方案不仅延长了患者的生存时间,还在整体耐受性方面表现出较好的安全性,有望成为晚期肝癌治疗的新标准,为肝癌患者带来更高的生活质量和更长的生存期。

肝癌的转化治疗——
局部晚期肝癌的"救星"

对于局部晚期肝癌,患者还有其他治疗方式可以选择吗?

转化治疗将会给我们一个新的答案。

它是指不适合手术切除的肝癌患者,经过前期治疗缩小肿瘤,从而获得手术切除的机会。治疗方法主要包括局部治疗(如TACE、HAIC等)和/或系统治疗(如靶向治疗、免疫治疗等),通过使肿瘤体积缩小而达到可切除的目的。

经皮肝动脉栓塞化疗(TACE)和肝动脉灌注化疗(HAIC)是不能行手术切除的患者最常用的介入治疗方法,也是转化治疗的常用手段。多个临床研究和大量临床治疗数据显示,相对于传统的TACE,HAIC能够更多、更快地缩小肿瘤,达到转化治疗的目的。HAIC治疗对于巨大肝癌、有脉管癌栓的患者,有着较好的疗效。介入治疗联合靶向和免疫治疗,疗效将会提高。

我国的HAIC治疗与国外不同,采用的是FOXFOL方案,也就是采用奥沙利铂、氟尿嘧啶和亚叶酸钙的三药联合。通常第 3 ～ 4 周进行一次治疗，每做两次 HAIC 进行复查，了解治疗效果，由外科医生决定能否手术切除，并考虑下一步的治疗方案。

中山大学肿瘤防治中心在前期临床研究的基础上，总结了适合于肝癌转化治疗的"中肿标准"（SYSU Criterion）：①单发肿瘤，或多发肿瘤但位于肝脏一叶；②无门静脉主干或下腔静脉癌栓，无肝外转移；③ ECOG PS 0 ～ 1 分，Child-Pugh A 级。要注意的是：①转化治疗是指原肿瘤是不可切除或仅能行极为姑息的切除；②提高手术切除率是肝癌转化治疗的目的之一，但是最终目的是延长患者的生存期。

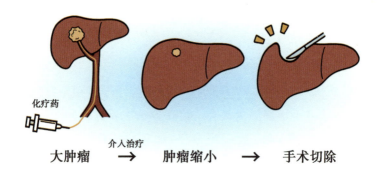

化疗药

大肿瘤　　→　　肿瘤缩小　　→　　手术切除

介入治疗

医生提醒

转化治疗可以为局部晚期肝癌患者带来治疗希望，目前最有效的转化治疗方法是 HAIC 联合靶向免疫治疗。

肝癌的放射治疗——
看不见的"手术刀"

放射治疗,简称"放疗",指应用放射线或放射物质治疗肿瘤,属于局部治疗的一种方式。射线可聚焦到肿瘤组织并释放出能量,损伤破坏肿瘤细胞的 DNA,从而杀灭肿瘤细胞。所谓"伽马刀""X 刀""射波刀"都是放疗技术的特殊类型,它们并不是传统意义上的手术刀,但亦能达到治疗肿瘤的目的。因此,可以说放疗是一把看不见的"手术刀"。

上述提及的"刀"有一个正式的名字——立体定向放射治疗。如果应用于体部,则称为体部立体定向放射治疗(stereotactic body radiation therapy,SBRT)。SBRT 是目前肝癌的主流放疗技术,其定义为采用外照射技术,分 1、2、3 到数次,将放射治疗的高剂量精确投照到体部肿瘤病灶上,从而使肿瘤受到高剂量照射,而肿瘤周围正常组织仅受到低剂量照射的一种特殊放疗技术。SBRT 具有分次剂量高、分割次数少、边缘剂量跌落梯度更陡的特点,因此具有更强的生物学效应,同时可以更好地保护肿瘤周边的正常组织和器官。

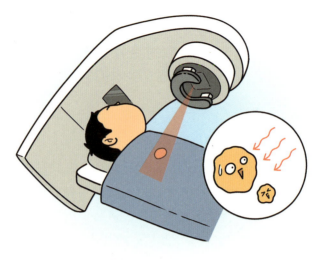

体部立体定向放射治疗

💬 放射治疗的适应证

哪些肝癌患者适合接受放疗？

主要分为以下五类人群。

　　1. 第一类　对于早期肝癌患者，若无手术切除或消融治疗适应证或不愿接受有创治疗，可采用 SBRT 作为根治性治疗手段。

　　2. 第二类　对于不能手术的局部晚期肝癌患者，可选择介入联合外放射治疗，较单纯介入治疗的疗效更好。

3. 第三类　对于可切除的伴门静脉癌栓的肝癌患者，可行术前新辅助放疗或术后辅助放疗，提高疗效；对于不能手术切除者，可以行姑息性放疗，延长生存。

4. 第四类　对于发生远处转移的晚期肝癌患者，部分寡转移灶可以行SBRT，延长生存期；对于淋巴结、肺、骨、脑或肾上腺等转移灶，放疗可以缓解转移灶相关的疼痛、梗阻或出血等症状。

5. 第五类　部分无法手术切除的肝癌患者，放疗后可能缩小或降期，从而有机会转化为手术切除；放疗也可以用于肝癌等待肝移植术前的桥接治疗。

放射治疗的流程

　　首先，患者需要完善相关检查，以明确诊断。确诊后，医生根据肿瘤情况和患者的身体功能状况确定治疗方案。精准放疗技术对放疗体位的重复性要求较高，摆位误差需要控制在3～5毫米以内。因此，患者需要先进行体位固定，仰卧位，一般使用负压真空袋或发泡胶固定。随后进行CT模拟定位，扫描范围从膈上4～5厘米至L4椎体下缘，应用静脉增强对比剂。因肝脏受呼吸运动的影响显著，一般需要使用腹压板或4DCT进行呼吸运动管理，以增加治疗的准确性。

CT 扫描后,图像传输至放疗计划系统工作站进行放疗计划设计。医生通过工作站在 CT 图像上逐层勾画靶区和正常器官,设定处方剂量和剂量限制,交予剂量师进行射野设置、计划设计。放疗计划完成后,医生和剂量师共同评估该计划是否符合各项剂量学要求;若不达标,则继续修改直至满意。放疗计划确认后传输至治疗机,物理师会在治疗前进行计划验证,以确保放疗计划的顺利实施。患者行复位验证后就可以开始放疗了。

放射治疗的治疗周期

肝癌的放射治疗主要分为两种模式:常规分割和 SBRT,目前以 SBRT 为主要模式。若采用常规分割技术,即 2Gy/ 次,每天 1 次,每周 5 天,需要 5 ~ 6 周。若采用 SBRT 技术,5 ~ 20Gy/ 次,3 ~ 6 次,隔日照射,需要 1 ~ 2 周。

放射治疗的注意事项

射线在治疗肿瘤的同时,也会对肿瘤周围的正常组织造成一定程度的损害,从而引发毒副反应。那么,在放疗过程中,患者需注意哪些事情呢?

1. 全身反应 常表现为乏力、疲惫、食欲下降等;血象表现为白细胞、血小板下降等。反应程度与照射体积、照射部位相关，也与患者全身状况和个体耐受性有关。多数患者为轻度、可逆性，以对症治疗为主，极少数情况下可能需要暂停放疗。

2. 放射性肝损伤　对肝内肿瘤的放疗，可能导致不同程度的肝损伤。轻者可能表现为 Child-Pugh 评分上升、转氨酶升高，呈可逆性，以护肝对症治疗为主；严重者可能出现放射性肝病，其发生率低，多数发生在放疗后的 1～4 个月内。放射性肝病的诊断需要与药物性肝炎、介入治疗引起的肝损伤、病毒性肝炎急性发作、梗阻性黄疸和肝内肿瘤进展等情况进行鉴别。放射性肝病没有特效的治疗方法，一旦发生，预后很差，主要采用护肝、降酶等对症处理，以及使用肾上腺皮质激素、利尿剂等。

3. 放射性胃肠道损伤　急性期表现为恶心、呕吐、食欲下降等，这些反应多为轻度，以对症治疗为主；晚期反应可出现上消化道溃疡、出血、穿孔等，但整体发生率较低。

4. 放射性皮炎　部分患者邻近照射区域的皮肤可能出现色素沉着、轻度瘙痒，这些变化一般无须特殊处理，可自然恢复。

肝癌的靶向治疗——开启肝癌药物治疗有效的航程

肝癌的发病常常较为隐蔽，很多患者诊断的时候往往已经到了中晚期，失去手术切除、肝移植、局部消融等根治性的治疗机会，而靶向药物的出现，为这部分患者开启了一段希望的航程。

靶向治疗是一种针对肿瘤特定分子靶点的精准治疗方法。和很多其他的肿瘤类似，在肝癌中，一些特定的分子靶点如血管内皮细胞生长因子受体（vascular endothelial growth factor receptor，VEGFR）、血小板衍生生长因子受体（platelet-derived growth factor receptor，PDGFR）、成纤维细胞生长因子受体（fibroblast growth factor receptors，FGFR）与肿瘤的生长、血管生成和转移密切相关，可以理解为肿瘤细胞里面这些靶点发生的异常活化，不断地向肿瘤细胞传递刺激生长的信号，从而导致了肿瘤不受控制的生长。通过使用靶向药物，可以特异性地抑制这些靶点，从而达到抑制肿瘤生长、减少肿瘤血管生成和控制肿瘤转移的目的。

目前，临床上常用的肝癌靶向药物主要有索拉非尼、仑伐替尼、多纳非尼、瑞戈非尼、阿帕替尼、贝伐珠单抗等。与传统的化疗药物相比，靶向药物具有精准低毒、敏感高效等特点，大多数的靶向药物都是口服的，使用起来也很方便，患者不用每次治疗都去住院，在家就能遵照医嘱自行服用，对正常的生活和工作影响不大。

索拉非尼是最早被批准用于肝癌治疗的靶向药物,可以同时抑制肿瘤细胞增殖和肿瘤血管生成,从而有效地控制肝癌的进展。仑伐替尼、多纳非尼则在一些临床试验中表现出了优于或者不逊色于索拉非尼的疗效。当索拉非尼产生耐药后,瑞戈非尼对于部分患者仍然有效,可以延长患者的生命。而阿帕替尼、贝伐珠单抗则需要与其他的免疫药物,比如 PD-1/PD-L1 单抗联合,才能发挥更好的疗效,可以理解为它们都有各自的"最佳拍档",通过相互作用机制的配合,产生了 1+1 ＞2 的效果。

此外,与肺癌、肠癌等其他肿瘤不同,肝癌细胞中异常激活的分子靶点作用机制更为复杂,相互之间也会产生复杂的联系和影响,并没有一种占主要优势的靶点。因此,患者接受靶向治疗前,并不要求都进行基因检测,只有在少数情况下,如寻找其他比较罕见的靶点或接受新药临床试验的时候,才会考虑进行基因的检测。医生会根据患者的病情、治疗的目的,以及已有的科学证据等因素,向患者推荐适合的靶向治疗方案。

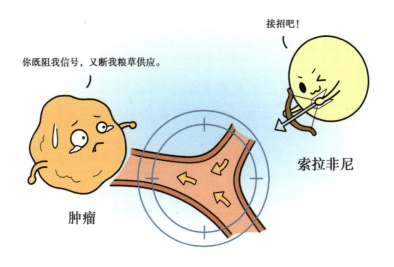

你既阻我信号,又断我粮草供应。

接招吧!

索拉非尼

肿瘤

肝癌的靶向治疗并非没有挑战。一方面,靶向药物可能会产生一些副作用,如高血压、手足皮肤反应、腹泻等。另一方面,随着治疗的进行,肿瘤可能会对靶向药物产生耐药性,导致治疗效果下降。因此,科学家们正在不断努力研发新的靶向药物和治疗策略,以克服耐药性问题。相信随着医学技术的不断进步,未来会有更多更有效的靶向治疗药物和方法出现,为肝癌患者带来更好的治疗效果和生活质量。

医生提示

患者在接受靶向治疗期间需要密切关注自身身体状况,及时向医生反馈不适症状,以便医生调整治疗方案。

肝癌的免疫治疗——让肝癌的联合治疗百花齐放

广义的免疫治疗指的是所有能够通过激活人体自身的免疫系统来对抗肿瘤的治疗方式,如细胞因子治疗、免疫细胞输注、免疫检查点抑制治疗等。在目前肝癌的治疗中,通常提到的免疫治疗一般是指免疫检查点抑制剂（如 PD-1/PD-L1 单抗、CTLA-4 单抗等）治疗。

　　在人体的免疫系统中，T 细胞是识别并清除病原菌和癌变细胞的主要力量。T 细胞表面的一种蛋白叫作 PD-1，可以形象地将其理解为 T 细胞发挥正常功能的"眼睛"和"拳头"，癌细胞为了躲避 T 细胞的追踪和杀伤，会在表面上表达一种叫 PD-L1 的分子，这种 PD-L1 分子是 PD-1 特异性的配体，能够干扰 T 细胞的"视力"和"活力"，显著降低 T 细胞识别和杀伤癌细胞的能力，使癌细胞可以肆无忌惮地生长和扩增。免疫治疗使用的 PD-1 抑制剂或者 PD-L1 抑制剂，相当于切断了癌细胞干扰 T 细胞活化的途径，这样 T 细胞就可以像打了一针兴奋剂一样，能够重新发挥清除癌细胞的功能。CTLA-4 分子与 PD-1 分子一样表达在 T 细胞表面，也会受到干扰而抑制 T 细胞的功能。使用 CTLA-4 抑制剂和使用 PD-1 抑制剂发挥抗肿瘤作用的机制类似，相当于让 T 细胞摆脱束缚和干扰，重新焕发抗肿瘤的战斗力。

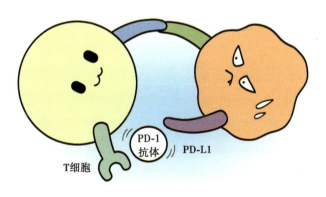

PD-1 抗体阻断 PD-L1 与 T 细胞结合

目前,已经获得批准治疗肝癌的 PD-1 单抗,如替雷利珠单抗、卡瑞利珠单抗、信迪利单抗、帕博利珠单抗等;PD-L1 单抗,如阿特利珠单抗;CTLA-4 单抗,如替西木单抗。这些免疫药物常和其他的治疗手段,比如放疗、介入治疗、靶向药物联合应用,或是两种免疫药物之间联合,可以发挥更好的抗肿瘤效果。这样丰富的联合,是肝癌治疗近年来最激动人心的进展,使肝癌的治疗呈现出百花齐放的新局面。

免疫治疗由于其独特的作用机制,治疗肝癌也有以下特点。

1. 持久的抗肿瘤效应 一旦免疫系统被激活,免疫细胞可以形成免疫记忆,持续识别和攻击肿瘤细胞,从而产生持久的抗肿瘤效应,为肝癌患者带来长期的生存获益。

2. 拖尾效应 是指在免疫治疗后,部分患者即使停止治疗,仍能持续受益,肿瘤不进展或进展缓慢。这可能是由于免疫记忆细胞的存在,使免疫系统能够持续监视和攻击肿瘤细胞。

3. 独特的肿瘤反应 有部分患者在开始接受免疫治疗时,会出现在影像学上肿瘤暂时增大的现象,但这并不是真正的肿瘤进展,而常常是由于免疫细胞的浸润,或者肿瘤局部的水肿坏死引起的,所以是一种"假性进展",需要医生综合各方面因素进行判断。另外,也有少数患者接受了免疫治疗后,肿瘤发生迅速进展,被称为

"超进展"，这部分患者应及时停止免疫治疗，更换为其他治疗方案。

4. 多样的副作用表现　理论上免疫治疗的副作用可以发生在全身的任何器官，比较常见的是皮肤、内分泌系统（甲状腺、垂体等），以及肝脏、胃肠道等，大多程度较轻，经过对症处理后可以好转；肺、心脏、神经等器官系统的副作用相对少见。虽然免疫性肺炎和免疫性心肌炎发生率很低，但严重时可能会危及患者生命，需要加强自我症状监测。在接受免疫治疗期间，如果出现不明原因的发热、咳嗽、气促、胸闷、心悸等症状，应及时到医院就诊，完善相关的检查，排除免疫性肺炎和免疫性心肌炎的可能或及时给予针对性的治疗。

医生提示

　　免疫治疗给一部分肝癌患者带来了"神奇"的疗效，但也需要在医生的指导下选择合适的药物或组合方案。尤其是应该对免疫治疗引起的副作用保持警惕，及时发现以免影响治疗甚至危及生命。

肝癌的化疗——不可忽略、老而弥坚的传统方法

肝癌对传统的化疗药物不敏感。在靶向治疗、免疫治疗出现以前，化疗单药如氟尿嘧啶、顺铂、表柔比星等都曾经被尝试用于肝癌的治疗，但效果并不理想，毒副作用还很明显。因此，长期以来全身化疗在肝癌治疗中的地位并不突出，主要是与栓塞剂联合，用于肝癌的动脉化疗栓塞。一方面阻断肿瘤的血液供应，使肿瘤由于缺血坏死而被"饿死"；另一方面，通过提高肿瘤局部的化疗药物浓度，增强抗肿瘤作用。

近年来，随着新型化疗药物的出现和联合化疗方案的不断探索，系统化疗在肝癌治疗中的地位也逐渐提高。我国学者主导的一项临床研究证实，由氟尿嘧啶、亚叶酸钙和奥沙利铂组成的全身化疗 FOLFOX4 方案，与单药表柔比星对比，可以延长不适合手术或局部治疗的局部晚期和转移性肝癌患者的生存期。这一化疗方案也被尝试联合索拉非尼治疗晚期肝癌，取得一定效果，但还需要进一步证实其疗效。更为重要的是，含奥沙利铂的化疗方案证实对于肝癌有效以后，开始用于肝动脉灌注，显示出比全身化疗更为有效，毒副作用发生率也更低，逐步得到广泛的应用。

三氧化二砷是中药砒霜的主要成分，口服会产生剧烈的毒性，甚至致命。但是，通过静脉使用则对肝癌具有一定的姑息治疗作用，可以改善患者的生活质量、减轻疼痛和延长生存期。临

床使用应注意选择适当的患者，严密观察和积极防治不良反应，特别是肝、肾毒性和静脉炎等。

医生提示

全身化疗在某些情况下，如不能耐受靶向和免疫治疗，或以肝外转移为主要表现时，可以作为可供选择的肝癌治疗方案。但是，需要由有经验的医生制订具体治疗方案和计划，并加强监测，及时发现和处理毒副作用。

中医药的应用——重要的辅助手段

中医药是我国传统医学的宝库，可以在肝癌的治疗中发挥重要作用。

1. 辅助治疗，减轻副作用

（1）缓解放化疗、靶向治疗和免疫治疗的副作用：肝癌患者在接受放化疗、靶向治疗和免疫治疗过程中，常常会出现恶心、呕吐、骨髓抑制、手足皮肤反应等副作用。中医药可以通过调理脾胃、补益气血、清热解毒等方法，减轻这些副作用，提高患者的生活质量。

（2）增强患者的免疫力：肝癌患者的免疫力通常较低，容易发生感染和疾病进展。人参、灵芝、黄芪等中药具有免疫调节作用，可以通过扶正固本、调理脏腑功能等方法，增强患者的免疫力，提高机体对肿瘤的抵抗力。

2. 改善症状，提高生活质量

（1）缓解疼痛：肝癌患者常常会出现疼痛症状，严重影响生活质量。延胡索、川芎等中药能活血化瘀、通络止痛，缓解疼痛。针灸、推拿等中医外治法也可以缓解疼痛。

（2）改善消化功能：肝癌患者可能会出现食欲减退、腹胀、腹泻等消化功能障碍。山楂、麦芽、神曲等中药或方剂能健脾开胃、理气消食，改善消化功能。

（3）缓解心理压力：肝癌患者往往面临着巨大的心理压力，容易出现焦虑、抑郁等情绪问题。中医药可以通过疏肝解郁、养心安神等方法，缓解心理压力，改善患者的情绪状态。例如，使用柴胡、白芍等疏肝解郁的中药；使用酸枣仁、柏子仁等养心安神的中药。

3. 综合治疗，提高疗效

（1）与西医治疗相结合：中医药可以与手术治疗、化疗、放疗、靶向治疗、免疫治疗等西医治疗方法相结合，发挥协同作用，提高治疗效果。例如，手术前后使用中医药可以促进患者的康复，减少术后并发症；化疗和放疗期间使用中医药可以减轻副作用，增强疗效；靶向治疗和免疫治疗期间使用中医药可以调节机体的免疫功能，提高治疗的耐受性。

（2）个体化治疗：中医药强调个体化治疗，根据患者的体质、病情、症状等差异进行辨证论治。例如，肝郁脾虚型的肝癌患者可以采用疏肝健脾的治疗方法；湿热蕴结型的患者可以采用清热利湿的治疗方法。

此外，通过现代制药工艺提取的中药有效成分，如淫羊藿素软胶囊具有抑制肿瘤生长、调节免疫等多重作用，在我国可用于符合一定条件的晚期肝癌患者治疗；槐耳颗粒可用于肝癌手术切除后的辅助治疗。

医生提示

中医药治疗肝癌不能替代西医的主要治疗方法，而是作为一种辅助治疗手段。在选择中医药治疗时，应选择正规的医疗机构和有经验的中医师，避免盲目使用所谓的"偏方"和"秘方"。同时，中医药治疗也需要根据患者的具体情况进行个体化调整,以达到最佳的治疗效果。

肝癌的多学科综合诊疗——必不可少,如何实施

肝癌的治疗理念正在快速发展,新的治疗手段日益丰富。然而,除了少数早期肝癌患者可以通过单一治疗手段治愈以外,其他大多数患者都需要多学科的综合治疗。多学科综合治疗团队(multidisciplinary team,MDT)是当前公认的,体现综合治疗理念,实现综合治疗目的最主要、最有效的手段,尤其在肝癌的临床诊疗中发挥着重要作用。优秀的肝癌 MDT 由多个学科的专家组成相对固定的工作组,在首席专家(或称为"团队召集人")组织下,常规性地举行共同会诊,在循证医学的基础上,综合各学科意见为患者制订最佳的综合治疗方案,具有鲜明的以患者为中心、个体化和连续性的特点。

在传统的就医方式下,肝癌患者往往要奔波于外科、介入科、内科、放疗科等多个不同科室之间。不同专业的医生由于受自身经验、特长等因素的影响,可能会从自己的角度为患者提出不同的治疗方案,让患者难以抉择。此时,MDT 的优势就显现出来了。

1. 明确诊断、分期、治疗目的　参加 MDT 的除了外科、介入科、内科、放疗科等临床科室的专家之外，还有影像科、病理科、营养科等其他平台科室的专家。他们通过统一的讨论，充分评估病情，明确诊断和分期，并据此明确治疗目的。只有明确了这些关键信息，才能更合理地选择治疗方式。

2. 合理安排治疗方案　综合治疗要求各个专业的医生不能各自为政，而应密切配合；但这不意味着不同治疗手段的简单、机械地叠加或排序；更不意味着选择越多的治疗手段就能取得越好的效果。而是从患者的实际病情出发，综合考虑各种治疗手段的利弊，将这些治疗手段合理、有机地组合起来，形成最有利于患者的个体化方案。

3. 为患者提供新的治疗手段　对于已经经过多种不同方案治疗后效果不佳或出现耐药进展等情况的患者，可以选择的治疗方案有限。MDT 可能会为他们提供参加临床研究的机会，从而使患者有机会接受新药物或新方案的治疗，获得生存的希望。

医生提示

　　肝癌的 MDT 已经成为衡量医院肝癌治疗水平的标志。对于有诊断不明确、病情较复杂、既往治疗过等情况的患者，选择 MDT 能获得更佳的治疗方案和疗效。

患者参加临床试验就是"小白鼠"吗

肝癌患者参加临床试验并不意味着吃亏，但是会面临一些可能的风险。可能获得的益处包括以下内容。

1. 获得前沿治疗机会　临床试验通常会测试新的药物、疗法或治疗组合，这些可能是尚未广泛应用于临床的前沿技术。肝癌患者参加临床试验有机会在常规治疗之外尝试这些新的治疗方法，可能为患者带来更好的治疗效果和生存希望。例如，一些新型的靶向药物、免疫治疗药物在临床试验阶段就显示出了对肝癌的显著疗效，参与试验的患者可能率先受益于这些创新治疗。

2. 规律的医疗关注　在临床试验期间，患者通常会受到更密切的医疗监测和关注。研究团队会定期对患者进行详细的检查和评估，包括身体状况、肿瘤进展情况等，以便及时调整治疗方案。这意味着患者可以获得更频繁的医疗服务和专业的医疗建议，有助于及时发现和处理可能出现的问题。

3. 减轻经济负担　许多临床试验会为患者提供免费的治疗药物、检查和医疗服务。对于经济困难的肝癌患者来说，参加这样的临床试验可以减轻因治疗带来的经济负担。

参加临床试验的风险体现在以下方面。

1. 未知的疗效和副作用　由于临床试验是在探索新的治疗方法，其疗效和安全性在试验初期往往是不确定的。患者可能面临治疗效果不佳或者出现未知不良反应的风险。研究者会进行密切的随访，以便及时发现并处理这些不良反应，并通过购买保险保障患者的权益。

2. 随机分组的不确定性　在一些临床试验中，患者可能会被随机分配到不同的治疗组，包括实验组和对照组，就像掷骰子来选择进入到哪个治疗组。患者无法事先确定，也无法选择自己会接受哪种治疗，这可能会给患者带来一定的心理压力。

患者参加临床试验的权益会得到多重保障。国家制定了一系列严格的法律法规来规范临床试验的开展，如《药物临床试验质量管理规范》等。这些法规明确了临床试验的各个环节应遵循的标准和要求,以确保试验的科学性、伦理性和合法性。临床试验的申办者需要对试验的安全性和有效性负责,提供充足的资金和资源保障试验的顺利进行;研究者要严格按照试验方案执行,保护患者的安全和权益;伦理委员会负责审查试验方案的伦理合理性,以确保患者的尊严、权利和安全得到充分保障。

此外,患者参加临床试验是完全自愿的,没有任何强迫或诱导。患者有权在充分了解临床试验的内容,包括试验药物或治疗方法的性质、作用机制、可能的副作用、试验的流程和时间安排、患者的权利和义务等前提下,在任何时候决定是否参加试验,也有权在试验过程中随时退出试验,而不会受到任何惩罚或不良影响。申请者和研究者也会采取一系列措施,保障患者的个人信息和医疗数据只用于试验目的,不会被用于其他商业或非法目的。在试验结束后,患者的数据会按照规定进行妥善保存或销毁。

医生提示

肝癌患者参加临床试验是一个需要谨慎考虑的决定,应该与家人一起,充分了解临床试验的目的、方法、风险和收益,并与医生进行深入的沟通和讨论。医生会根据患者的具体情况,为其提供专业的建议,帮助患者作出最适合自己的决策。在大多数情况下,参加临床试验可能为肝癌患者带来新的希望和更好的治疗机会,但也需要患者承担一定的风险。

肝癌的康复

扫码看视频
获取更多知识

　　肝癌的根治绝非单一手术即可达成,其治疗过程更需要多学科协同的"系统工程"。尽管手术切除能实现病灶的局部清除,但仅标志治疗进程的阶段性突破。临床数据显示,肝癌术后5年复发率高达60%～70%,这提示唯有把控制肝炎病毒、保护肝功能与进行肿瘤根治性治疗纳入同一治疗框架,才能构建疗效闭环。因此,肝癌的围手术期和术后康复必不可少。

高度重视肝癌患者的肝功能保护

　　肝癌患者往往合并有基础肝病,如病毒性肝炎、肝硬化、脂肪肝等,肝功能的好坏在很大程度上影响着肝癌患者的生存时间和生活质量。肝功能受损的患者可能出现疲乏、厌食、黄疸、腹水等症状,部分患者肝功能损害是暂时性和可逆的,通过积极的护肝治疗可以好转。然而部分肝功能损害无法逆转,将严重影响患者的生活质量,并且导致失去后续抗肿瘤治疗的机会。因此,在肝癌的整个治疗阶段除了关注对肿瘤的治疗以外,还必须高度重视对肝癌患者肝功能的保护。

　　一方面,需要积极治疗和预防引起肝功能损害的原因,例如服用抗病毒药物、戒酒、控制体重、避免使用肝毒性药物等;当存在对肿瘤疗效相似的多种治疗方式时,我们应尽量选择对肝脏功能影响较小的方案。

　　另一方面,需要注意加强营养摄入,保持均衡饮食,确保摄入充足的蛋白质和维生素;作息规律,避免过度劳累,不熬夜,以最大程度地保护肝脏健康。

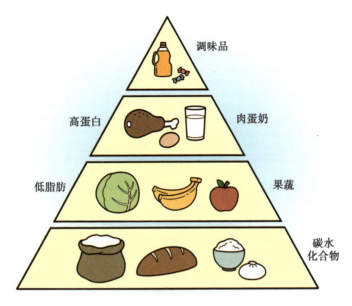

健康饮食金字塔

> ## 治疗后定期随访至关重要，千万不能忽视

　　肝癌具有容易复发和转移的特性，即使是接受了根治性手术、消融的患者，也有可能会复发。对于接受介入或者药物治疗的患者，肿瘤很难完全消除，所以治疗往往是长期和持续的。

　　肝癌患者接受初始治疗后，必须定期进行复查和随访。随访是医疗机构对曾经接受过治疗的患者进行定期跟踪、了解患者病情变化和指导患者进行康复的重要方法手段。

患者可以按照一定时间间隔主动到医院进行随访,有时医院也会主动联系患者或家属进行随访。对于外地患者,如果不方便返回原来接受治疗的医院,可以就近在当地医院进行复查和随访,避免出现因"怕麻烦"没有及时发现问题,从而延误治疗。

 肝癌患者治疗后随访的重要意义

1. 疗效评价。肝癌治疗的效果通常需要在治疗结束后一段时间才能充分表现出来,医生会根据患者的病情、肿瘤状态及可能会补充的后继治疗,设计个体化地随访方案,并根据需要随时调整。

2. 观察和发现治疗引起的并发症或不良反应,指导不良反应的处理和康复锻炼,尽可能减轻治疗对患者生活的影响,促进身心健康,提高生活质量。

3. 早期发现及治疗肿瘤的复发或转移,使其得到最大化的控制。

4. 经验积累和数据收集,有利于科研工作的开展和业务水平的提高,更好地为患者服务。

快速康复技术大大促进了
肝癌患者的术后康复

加速康复外科（enhanced recovery after surgery，ERAS）是通过外科、麻醉、护理、营养等多学科协作，对涉及围手术期处理的临床路径予以优化，通过缓解患者围手术期各种应激反应，达到减少术后并发症、缩短住院时间及促进康复的目的。

ERAS的实施需要医护人员和患者及家属之间的充分沟通与合作，具体内容包括术前、术中、术后的一系列措施，旨在实现充分镇痛、促进早期活动以及加速肠道功能恢复的目标。

近年来，ERAS技术在肝癌患者中得到了广泛应用。特别是随着腹腔镜肝切除、机器人辅助肝切除及腹腔镜辅助消融等微创手术的普及和推广，越来越多的肝癌患者可以通过ERAS实现"更小的创伤、更快的康复、更好的疗效"。患者接受肝癌手术后，第二天就可以下床活动，无并发症的患者术后一周内即可出院，术后休养一个月左右，返院复查如无异常就可恢复正常工作和生活，快速回归社会也将大大促进肝癌患者心理的康复。

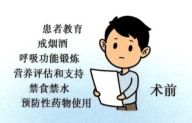

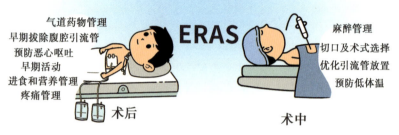

患者教育
戒烟酒
呼吸功能锻炼
营养评估和支持
禁食禁水
预防性药物使用

术前

气道药物管理
早期拔除腹腔引流管
预防恶心呕吐
早期活动
进食和营养管理
疼痛管理

术后

ERAS

麻醉管理
切口及术式选择
优化引流管放置
预防低体温

术中

必要的抗病毒治疗是针对肝癌
病因的有效治疗方法

我国肝癌患者 80% 以上合并病毒性肝炎（包括乙型病毒性肝炎、丙型病毒性肝炎等），肝炎病毒是导致国民发生肝硬化和肝癌的罪魁祸首，预防和治疗病毒性肝炎是预防肝癌的最重要且有效的手段。

肝炎病毒非常狡猾，容易隐匿性感染，大多数感染者没有症状，甚至肝功能完全正常。肝炎病毒可以通过血液传染和垂直传播，往往存在家族聚集现象，即家族中多人都感染肝炎病毒，甚至发展为家族中多人患肝硬化、肝癌的悲剧。因此，家中有亲属患肝癌的属于肝癌"高危人群"，需要定期行肝炎病毒和肝胆彩超等相关检查。

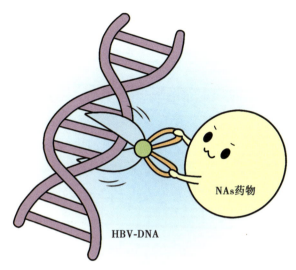

NAs 药物通过竞争性抑制脱氧核糖核酸（DNA 聚合酶）阻止 HBV-DNA 复制

　　以往的观念认为，肝功能正常的肝炎病毒携带者无须接受治疗，只有肝功能异常的肝炎患者才需要治疗。但近年来的研究发现，肝炎病毒携带者长期服用抗病毒药物可以减少发展为肝硬化和肝癌的机会，而携带肝炎病毒的肝癌患者长期服用抗病毒药物还可以减少肿瘤复发，减轻因肝炎病毒复制导致的肝功能损害，从而延长肝癌患者生存期。因此，建议所有携带肝炎病毒的肝癌患者服用抗病毒药物。其中，抗乙型肝炎病毒的药物需要长期服用，抗丙型肝炎病毒的药物疗程一般为 3 ～ 6 个月。目前，国内的抗病毒药物价格亲民且安全有效，长期服用也无明显毒副作用，具体用药选择可咨询肝病科医生。

> **肝癌反复治疗期间，**
> **健康管理很重要**

　　肝癌作为一种常见的恶性肿瘤，具有易于复发转移的生物学特性，常常需要反复治疗。目前，治疗肝癌的方法很多，常用的有肝癌切除术、血管介入治疗、局部消融治疗、放疗、靶向治疗及免疫治疗等。长期反复的治疗使患者机体及心理受到不同程度的刺激，给患者和家属带来很大负担，因此，科学及全面的健康管理尤为重要。

饮食作息要合理

　　肝癌患者忌食烟酒。因大多数肝癌患者都伴有不同程度的肝功能受损，故饮食宜清淡，应选择易消化的食物，不宜进食过多高蛋白、高脂肪食品。过多的高蛋白、高脂肪饮食会加重肝脏、肾脏的负担，甚至在部分合并肝硬化的患者中可能诱发肝昏迷。另外，辛辣刺激、粗硬的食物也应避免，因为肝癌患者部分合并肝硬化门脉高压，往往存在胃炎，甚至食管及胃底静脉曲张，一旦饮食不当，可能引发患者出现上消化道出血，危及生命。

　　此外，腌制食物及油炸食品也应尽量避免，过度辛辣及不洁饮食也可引起肠道感染和菌群紊乱，可能诱发危及生命的严重并发症。除以上明确不宜食用的食物外,肝癌患者不宜过度"忌口"和"进补",应注意均衡饮食和规律饮食,保持大便通畅,多进食新鲜的食材及水果蔬菜,避免营养过于单一或过于丰富,同时避免食用发霉、添加过多防腐剂及食品添加剂的食物。餐食应少量多餐:每餐吃 5 ~ 6 分饱,每天进食 4 ~ 5 顿,并且在吃饭时注意细嚼慢咽,不要吃得太快,避免暴饮暴食。

生活起居不宜过度劳累,"肝主筋,司全身筋骨关节之活动,久行伤筋";肝藏血,"人卧则血归于肝",充足的睡眠可以增加肝脏的血流,利于肝细胞的恢复。制订合理的作息制度,每天应保持 6 ~ 7 小时的休息睡眠,避免熬夜看电子产品,更要避免昼夜颠倒。睡眠时间不可过长,以免精神倦怠,气血郁滞。早睡早起可以提高免疫力,有效保护肝脏功能,提高生活质量,有利于疾病的康复。

运动锻炼要适度

适当的活动锻炼,可使经络疏通、气血调畅、血液流通、关节活动良好,达到保肝护肝的目的。患者应该根据自己的实际情况做些力所能及的工作,如家务活或轻微的体育活动,如散步、太极拳、瑜伽、气功等,但应以自己不感到疲劳为原则,且要避免重体力劳动及剧烈的体育活动。尤其是肝内仍有病灶的患者,情绪的激动、重体力劳动及剧烈的活动可能诱发肝癌破裂出血甚至危及生命。

心理调节勿忽略

肝癌患者在日常生活中应注意保持一种较为平静的心态，积极配合医生治疗。中医有云"怒伤肝"，肝癌患者常常脾气急躁，容易出现"怒则气上"的病理表现。现代医学也证实，情志不畅是肝脏疾病的诱发因素之一。患者在心情不好时学会自我疏导，听听优美的古典音乐，或静坐进行深而慢的呼吸，以舒缓紧张的情绪；也可以将注意力转移到自己喜欢的一些事情上，如出门散步、欣赏风景等。在日常生活中应该注意避免情绪的过分波动，努力保持情绪稳定，避免忧郁愤怒。一定要重视心理上的调养，正确地认识这个疾病。

自我观察很重要

肝癌患者应当重视自我观察病情变化，自我观察是肝癌健康管理的重要环节，有助于及时发现病情变化并采取相应的治疗措施。

1. 疼痛情况 肝癌患者可能会出现肝区疼痛，这种疼痛可能呈持续性或间歇性，可通过休息、转移注意力、冷热敷或口服止痛药等方法缓解。若长时间出现肝区疼痛，且疼痛逐渐加重，需要警惕是否为肝破裂导致的疼痛，应及时就医。

2. 皮肤与巩膜黄染 黄疸是肝癌常见的症状之一，

表现为皮肤、巩膜黄染,尿色深黄等。这些症状可能与肝功能受损有关,应引起警惕,及时就医。

3. 腹水　肝癌患者通常会出现腹水,如果在进食后腹胀加剧或者感觉腹部逐渐增大、变硬,很可能有腹水产生,需要及时就医。

4. 大便情况　肝癌并发消化道出血的患者,会出现黑便,大便稀薄,呈柏油样,黏滞且发亮,如出现黑便的情况,需要立即就医。

 定期复检要重视

　　肝癌患者应遵医嘱按时按量服药,特别是抗病毒药物是建议终身服用的,切勿自行停药或更换服药。要注意阅读药物说明书,明确每种药物服用的注意事项。同时,要注意观察药物的不良反应,如有手足综合征、腹泻、骨髓抑制等不良反应时应及时就医。肝癌具有易于复发转移的生物学特性,常常需要定期检查并反复治疗。即使是早期肝癌接受了肝移植、手术切除等根治性治疗之后,仍然有相当比例的患者会出现复发转移。因此,治疗后定期复查和随访是肝癌患者管理中非常重要的组成部分,贯穿肝癌治疗的始终。

> **肝癌患者术后的心理康复和**
> **饮食调节同样至关重要**

 术后患者的心理调节

　　肿瘤患者从得知患病到接受事实,通常经历惊恐 - 愤怒-沮丧-接受-平静的情绪过程。保持良好的情绪能够缓解焦虑,形成积极向上的心态有助于疾病康复。

　　患者在接受手术时,心理上会出现各种焦虑,担心手术是否安全,疾病是否能根除,机体功能是否能够恢复等。患者及家属应平复心情,耐心听取医务人员的术前谈话、手术注意事项,积极配合完成术前准备等,以解除心理顾虑。

　　手术后常会出现疼痛、恶心呕吐、咳嗽等症状。患者应向医务人员正确表达自己的不适,医务人员对患者进行评估予以心理疏导,针对不同症状采取对症处理。如患者疼痛时,鼓励其增强意志力,指导其分散注意力或使用药物进行止痛干预。出现咳嗽时,有的患者担心咳嗽造成伤口裂开,顾虑重重,不敢咳嗽。此时,护士会正确指导咳嗽排痰方法,进行有效的咳嗽排痰,同时借助药物喷喉,提高疗效。

　　医护人员在手术后会主动向患者及家属说明手术切除病灶情况,以及是否需要进行后续辅助治疗等,为患者及家属提供足够的社会支持与鼓励,帮助患者树立战胜疾病的信心。手术后要经过一段时间的恢复,这时患者应以积极正面的心态,勇敢地面对疾病,正确对待人生,这样才能战胜疾病。

目前,我国正在加快实施健康中国战略。我国的肝癌发病人数约占全世界的一半,是名副其实的肝癌大国。早期进行筛查有助于早发现、早诊断、早治疗,是提高肝癌疗效的关键。

患者及家属应该知道的术后护理知识

患者行肝癌切除手术后,身体不仅有伤口,还留置有各种管道,术后安全管理对于患者的恢复非常重要。

术后伤口及管道护理知多少

患者经过肝癌切除手术后,身上有手术切口,还有各种管道(中心静脉导管、腹腔引流管、胆管引流管、尿管),做好手术后管理非常重要,有利于患者早期康复。

每天医生定时查房,查看患者伤口情况,评估患者伤口是否换药及更换辅料。如果伤口出现渗血、渗液或疼痛等情况,患者及家属应及时告知医务人员进行处理。

患者颈部留有中心静脉导管,主要用于进行静脉输液。患者术后回病房 24 小时内,护士会进行 CVC 敷料更换。当患者大汗或者穿刺口渗血渗液时,敷料容易出现松脱或卷边现象,患者及家属发现此情况,应及时告知护士进行处理。

此外,家属应该注意输液时保持这条管路的通畅,避免打折。在输液过程中,补液滴数可能会随着体位的改变而变化,如果发觉滴数变慢或变快,请护士进行处理,切忌擅自调节。在输液过程中,如出现皮肤发痒、发红、皮疹、胸闷、气促、呼吸困难、心悸等现象,可能是输液反应或药物过敏反应,应立即呼叫护士进行处理。

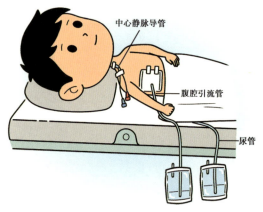

术后引流管护理

腹腔引流管主要是用于引流胸腔内的积血、积液,利于伤口早日恢复。患者及家属要注意避免这条管路打折、扭曲,另外患者变换体位时,要注意保护管路,避免动作过大导致管路脱落。如果管道从伤口脱落,立即用手按住患者伤口处的敷料,同时按呼叫铃呼叫医务人员进行处理。

胆管引流管主要是引流胆汁，减少感染，减轻胆管内压力，使胆管缝合口顺利愈合，避免胆瘘，利于治疗及便于医务人员观察病情。患者需要按照医务人员的指导做好管道管理，避免管道折叠受压导致引流不畅或脱管。

尿管用于引流尿液，可防止术后尿潴留，并利于观察尿量情况及患者出入量是否平衡。留置过程中应保持尿管通畅，避免让尿管受压、扭曲、脱出。

经股动脉插管行肝动脉灌注化疗的患者，治疗期间在右侧大腿腹股沟处留置有一条肝动脉导管。患者及家属应注意保护好导管，如发现固定导管敷料松脱、卷边或穿刺点渗血，及时告知医务人员进行处理，避免管道的移位或脱管。

💬 术后饮食知多少

具体视手术方式及患者胃肠道恢复情况而定。医生会根据患者手术后胃功能恢复情况，制订患者饮食计划，护士则根据医嘱指导患者进食，切忌自行进食。

一般而言，术后饮食应少量多餐，从流质（包括清水、米汤、肉汤、鱼汤、骨头汤，但牛奶、豆浆等易产气食物暂时禁止食用）；过渡到半流饮食（包括面条、汤粉、蔬菜水果泥、鱼肉粥等），再过渡到普通饮食（注意避免辛辣、刺激性强、硬的食物）。

行肝动脉灌注化疗或者栓塞化疗的患者，因该手术是局部麻醉,患者术后回病房如无明显恶心呕吐等胃部不适,即可正常进食。

总体而言,应均衡饮食,保证优质蛋白质、适量碳水化合物、丰富维生素、充足水分的摄入;选择容易消化的食物,避免食辛辣刺激、生冷、过硬的食物;特别是灌注药物期间,注意勿食用冷饮,以免引起神经毒性反应。

术后活动知多少

肿瘤切除术是治疗肝肿瘤的首选方式。肝肿瘤切除术后,由于组织有创伤、胃肠功能减弱或者消失,患者容易出现腹胀、腹痛、肠麻痹、肠梗阻等症状。同时,术后卧床时间长,容易引起肺部感染、下肢深静脉血栓、肌张力下降等并发症。因此,术后早期下床活动不仅有利于尽早恢复胃肠功能,降低下肢静脉血栓、肺部感染等并发症的发生率,还能提高身体协调能力和自理能力,改善睡眠质量和术后疲劳感,提高机体免疫力,有效促进消化、呼吸、运动等身体各个系统功能的有序恢复。

早期进行适当的活动,有助于促进血液循环、预防血栓形成、加快伤口愈合。对于当天手术的患者,早期仅限于在床上活动。家属配合护士,督促患者床上活动,协助患者定时翻身变换体位(一般 2 ～ 3 小时变换一次),动作宜缓慢并顾及各管道安全;防止局部皮肤长时间受压导致压疮。术后回病房 6 小时后,如患者病情平稳且麻醉完全清醒后,可帮助患者呈半坐卧位或端坐卧位,有利于呼吸及腹腔引流液排出。同时,家属可帮助患者行下肢被动踝泵运动（勾脚绷脚交替，每个动作保持 5 秒），以预防下肢静脉血栓。

如何离床活动？

术后第一天，护士会对患者的病情进行综合评估，并根据评估情况指导患者下床活动。首先将床头缓慢摇高至 70° ～ 80°，在床上休息适应 3 ～ 5 分钟，观察有无明显的头晕、心悸、胸闷等不适；其次将双下肢放下床沿 3 ～ 5 分钟，将各输液管道妥善放置于移动输液架上，引流管固定于低于管口的上衣下摆处，家属备好防滑的鞋；最后在家属搀扶下在床旁站立 3 ～ 5 分钟，无特殊不适后，方可行走。活动路径为床沿坐立 - 床边站立 - 搀扶离床 - 病房内 - 病区走廊，在没有强烈不适的情况下，循序渐进增加运动量及频次。

经股动脉插管行肝动脉灌注化疗的患者活动要谨慎。灌注期间需要卧床（不能下床活动），饮食及大小便均在床上完成。进食时床头可调至 ＜ 30°，患者可在床上进行肢体活动，但需要特别注意活动时避免管道的移位。活动时右侧腿勿弯曲，可以平移；左腿及身体其他部位都可活动，如左右翻身、踝泵运动等，缓解不适及预防下肢静脉血栓的形成。拔肝动脉导管时，家属应按照医务人员指导的方法按压穿刺点部位半小时（力度视穿刺点部位无渗血为宜），待患者无不适症状后方可缓慢下床活动。下床时需家属陪伴，避免因卧床时间过长，体位改变导致一过性体位性低血压而发生跌倒。

晚期肝癌的心理舒缓治疗
可提升患者的生活质量

晚期肝癌患者承受着很大的心理压力,常有敏感、脾气暴躁,并伴有愤怒、焦虑、抑郁等不良情绪。这些不良情绪不仅对肿瘤的预后产生一定影响,还严重影响着患者的生活质量,因此有必要对患者进行心理疏导。

心理舒缓团队与患者及家属进行摄入性会谈,介绍病情,了解患者及家属的真实想法,并给予情感支持。团队利用绘画治疗、正念疗法等缓解患者及家属的焦虑、抑郁等不良情绪,并可结合医疗技术及药物减轻患者疼痛及其他不适症状,从而改善患者的生活质量。通过舒缓治疗及临终关怀,让患者有尊严地走完生命的最后时光。

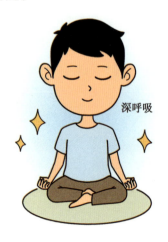

深呼吸